MICHÈLE MAC DONNELL

ALEXANDER-TECHNIK

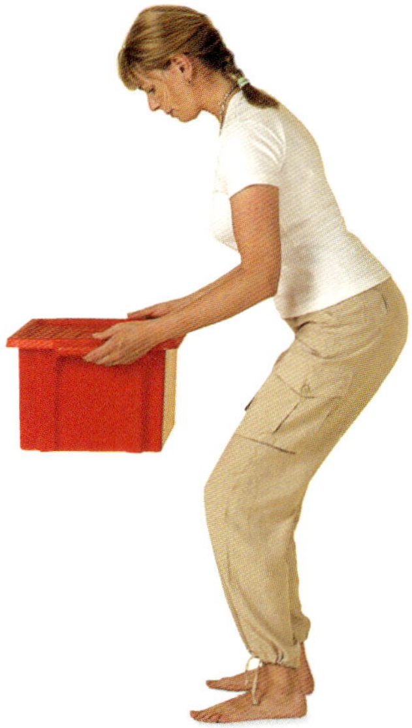

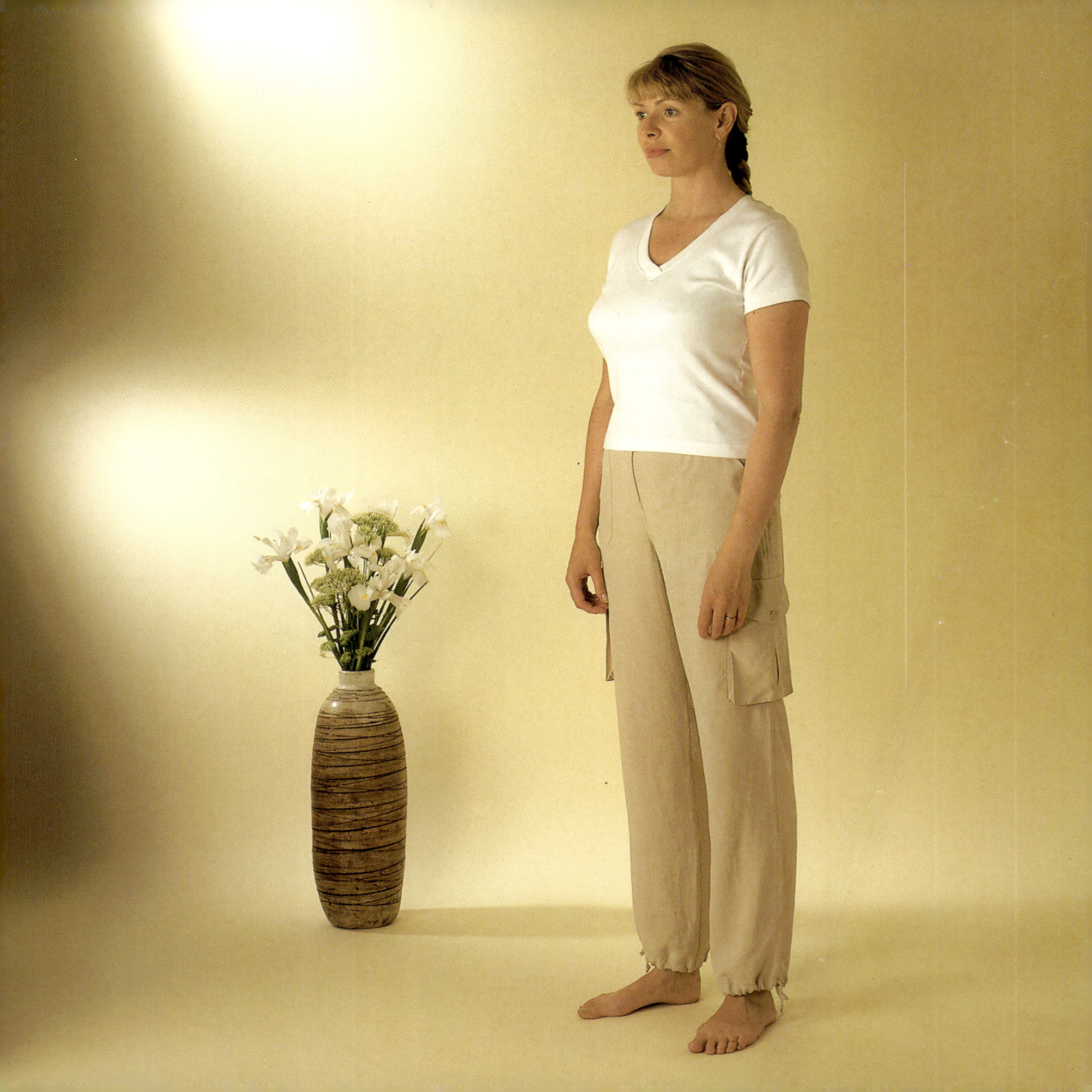

MICHÈLE MAC DONNELL

ALEXANDER-TECHNIK

GESUNDHEIT UND WOHLBEFINDEN
DURCH NATÜRLICHE KÖRPERHALTUNG

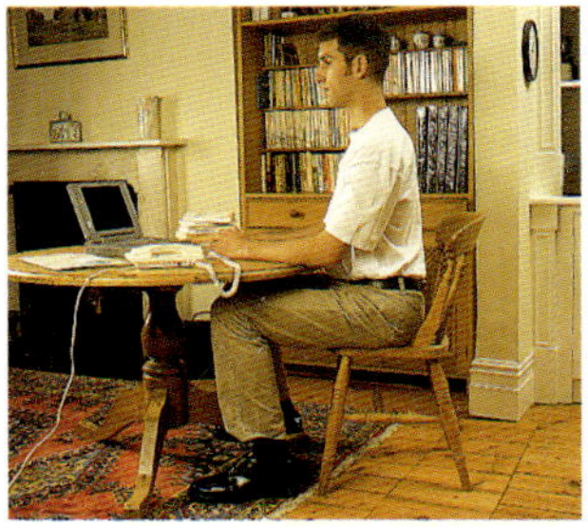

Urania Verlags AG

Die englische Originalausgabe erschien 1999 bei Lorenz Books, London,
unter dem Titel
Alexander-Technique. Regain your natural poise and alleviate stress.

Herausgeber: Joanna Lorenz
Lektorat: Helen Sudell
Designer: Lilian Lindblom, *Fotograf:* Dave Jordan
Editorial Reader: Marion Wilson, *Herstellungsleiter:* Ben Worley
Models: Simon Berkowitz, Gloria Else, Dee Townsend
Illustrator: Anna Koska

Foto von F. M. Alexander auf Seite 9 © 1998,
The Society of the Teachers of the Alexander Technique, London.

Übersetzt aus dem Englischen von Marion Zerbst

1. Auflage 2000
ISBN 3-908652-11-1

Satz: Fotosatz Reinhard Amann, D-88317 Aichstetten
Printed and bound in Singapore

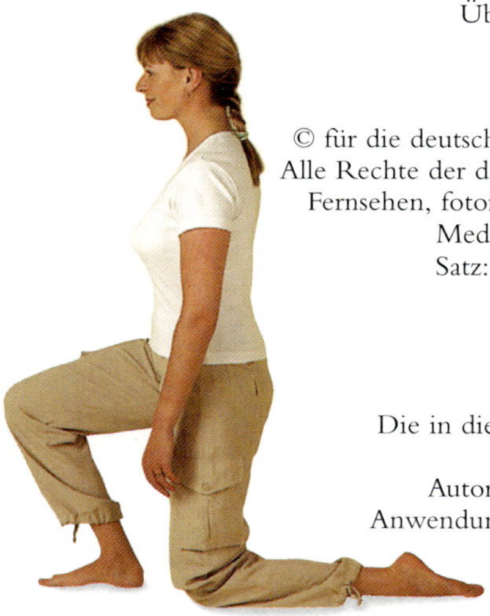

Anmerkung des Verlags

Die in diesem Buch enthaltenen Empfehlungen und Methoden sind kein Ersatz für den Rat des Arztes.
Autorin und Verlag übernehmen keine Haftung für die Anwendung der Empfehlungen und Methoden durch den Leser.

Inhalt

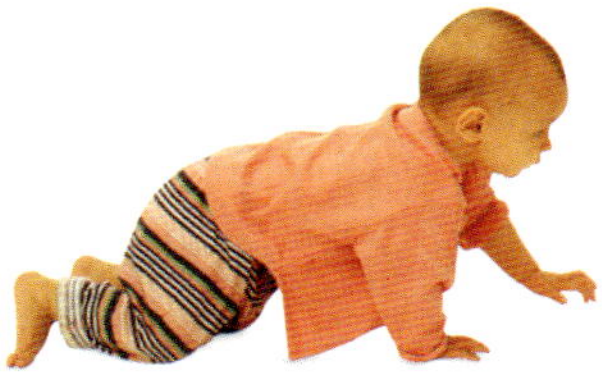

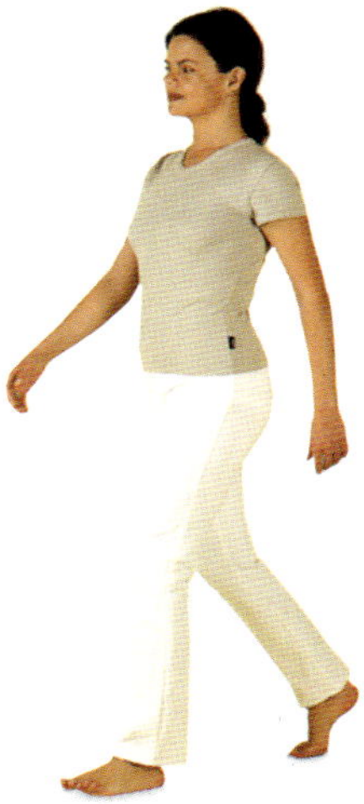

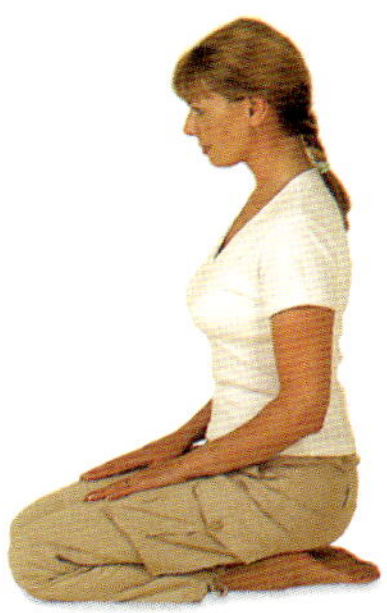

Einführung

Viele Menschen assoziieren die Alexander-Technik mit Entspannung, alternativer Medizin, Massage und vor allem mit „richtiger Haltung". Präziser können sie den Begriff oft gar nicht definieren.

Ein Schritt zu einem klareren Verständnis besteht darin, erst einmal aufzuzählen, was die Alexander-Technik alles *nicht* ist. Die Lehrer der Alexander-Technik werden nicht dazu ausgebildet, ihren Patienten eine medizinische Diagnose zu stellen. Die Technik befürwortet auch keine Trennung zwischen Geist und Körper. Einer verbreiteten Klischeevorstellung zufolge sind Intellektuelle zerstreute Professoren mit zerrauftem Haar, hängenden Schultern und krummer Körperhaltung. Menschen mit gesundem Körper bringt man wiederum gern mit Sportarten wie Bodybuilding oder vielleicht auch mit Tanz in Verbindung.

Die Alexander-Technik hingegen ist überzeugt davon, daß Geist und Körper sich nicht voneinander trennen lassen, sondern eine psycho-physische Einheit bilden. Sie beschreibt die verschiedenen Arten, wie Geist und Körper bei ihren alltäglichen Aktivitäten zusammenarbeiten, mit den Begriffen „Gebrauch" und „falscher Gebrauch". Das Hauptziel der Technik besteht darin, die Menschen dazu anzuregen, sich selbst, ihren Körper und ihren Geist in ihrem täglichen Leben effizienter zu gebrauchen.

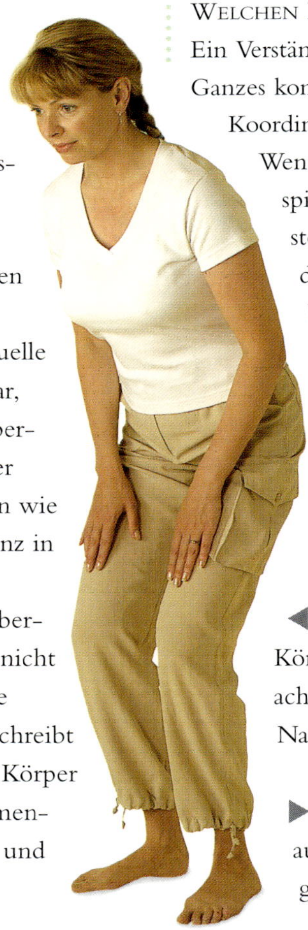

Welchen Nutzen bringt uns die Technik?

Ein Verständnis des psycho-physischen Systems als Ganzes konzentriert sich im wesentlichen auf die Koordination von Kopf, Nacken und Rücken. Wenn wir das ausgeklügelte, subtile Zusammenspiel zwischen diesen drei Körperregionen stören, kann es verzerrt und überlastet werden. Dadurch wird das gesamte System beeinträchtigt – „falscher Gebrauch" ist die Folge. Mit der Alexander-Technik können wir hier wirksam vorbeugen und unseren Muskeltonus und unser allgemeines Wohlbefinden aufrechterhalten, sobald wir diese Technik erst einmal in unsere Systeme integriert haben.

◀ Beobachten Sie, wie diese Frau ihren Körper gebraucht, um sich zu bücken. Sie achtet auf die Beziehung zwischen Kopf, Nacken und Rücken.

▶ Hier steht die Frau in harmonisch ausbalancierter Haltung da. Ihr Gewicht ist gleichmäßig verteilt.

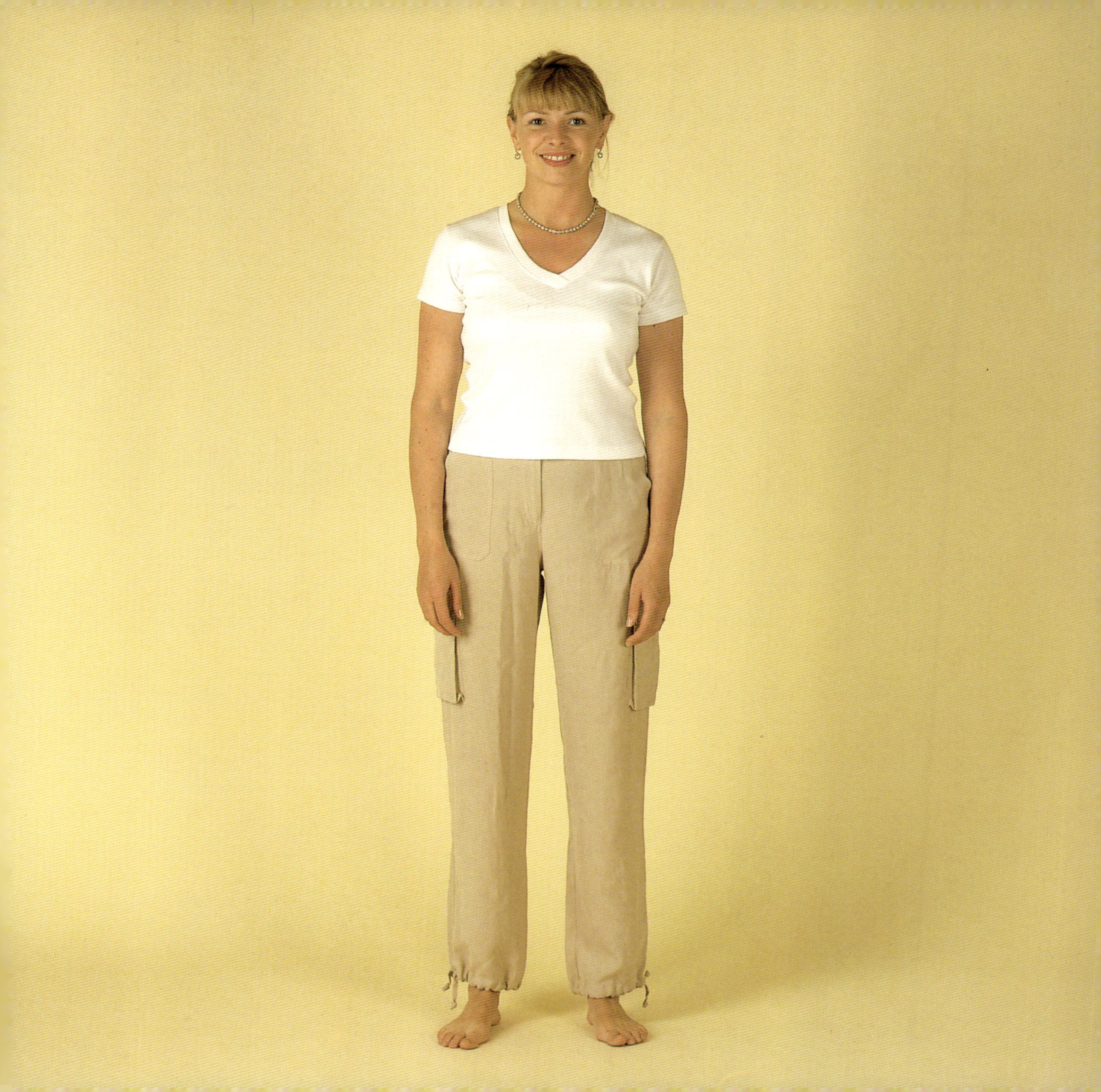

Die Lehrer-Schüler-Beziehung

Die Lehrer der Alexander-Technik bemühen sich, eine Beziehung zu ihren Schülern aufzubauen, die auf Vertrauen basiert. Sie versuchen ihre Schüler mit Hilfe ihrer Hände zu einer besseren Körperkoordination hinzuführen und geben ihnen gleichzeitig auch verbale Anleitungen und Erklärungen. Sie achten darauf, ob ihre Schüler sich „verkürzen" (eine gebückte Haltung einnehmen) oder sich „längen" (in voller Größe dastehen bzw. gehen), ob sie verkrampft oder locker und entspannt sind und wie sie auf verschiedene Reize reagieren. Mit der Zeit entwickeln die Schüler ein geschärftes Bewußtsein für die Fehlgebrauchs-Muster, die sie sich angewöhnt haben.

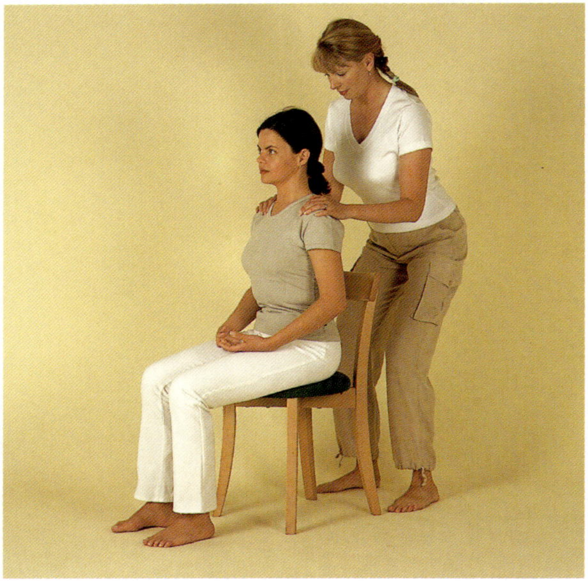

▲ Beachten Sie, wie die Lehrerin diese Schülerin mit ihren Hände anleitet, sich zu längen und zu weiten.

Für wen ist diese Technik sinnvoll?

Die Menschen, die von der Alexander-Technik profitieren, kommen aus den verschiedensten sozialen Schichten und Lebensbereichen. Viele erlernen die Technik, weil sie an bestimmten Symptomen leiden, die aus einem „Fehlgebrauch" entstanden sind und endemisch sein können. Sie erhoffen sich von der Alexander-Technik Erlösung von allen möglichen Schmerzen: Kopf- und Rückenschmerzen, einem steifen Nacken oder steifen Schultern. Das können Musiker, Athleten, Lehrer, Zahnärzte oder junge Mütter sein – eigentlich alle Menschen, die bei der Arbeit oder im Privatleben einen bestimmten Bereich ihres Körpers regelmäßig überbelasten. Vielleicht leiden sie auch nur an einem allgemeinen Mangel an ausgewogener Körperhaltung und Energie, der sie körperlich und seelisch beeinträchtigt, und möchten ihre Körperkoordination und Haltung verbessern.

Zwar ist das Hauptziel der Alexander-Technik nicht Heilung, sondern Vorbeugung, sie trägt aber auch dazu bei, die Körperhaltung zu verbessern und Schmerzen, die aus einer falschen Haltung entstanden sind, zu lindern. Sie kann sowohl Menschen mit streßbedingten Krankheiten (beispielsweise Problemen mit der Verdauung und den Atemwegen) als auch mit psychosomatischen Störungen Linderung verschaffen. Sie kann Patienten mit psychischen Problemen (zum Beispiel Depressionen) helfen und die Rekonvaleszenz nach Verletzungen und Unfällen erleichtern. Auch für Patienten mit mechanischen Problemen wie Schultersteife, Tennisellbogen und Arthritis kann sie von Nutzen sein. Die Technik trägt dazu bei, den Muskeltonus und das allgemeine Wohlbefinden zu verbessern, und fördert eine ausgewogene Körperhaltung und bessere Beweglichkeit. Natürlich kann und will dieses Buch kein Ersatz für praktische Therapiesitzungen mit einem qualifizierten Lehrer der Alexander-Technik sein.

WIE UNTERRICHT IN DER ALEXANDER-TECHNIK IHNEN HELFEN KANN

- Vorbeugung und Beseitigung von unnötigen Belastungen Ihres Körpers und unnötigen Muskelanspannungen.
- Förderung der Atmung.
- Verbesserung Ihrer Haltung und der Leichtigkeit Ihrer Bewegungen.
- Bewußtmachung Ihrer Fehlgebrauchs-Muster und Gewohnheiten; Anleitung, wie Sie diese bewußt ändern können.
- Hilft Ihnen, sich mit einem Minimum an Anstrengung zu bewegen und sich so Ihre Energie zu bewahren.
- Verbessert die physische und geistig-seelische Gesundheit.

FRANCIS MATTHIAS ALEXANDER (1869–1955)

Francis Matthias Alexander kam im Jahr 1869 in Tasmanien zur Welt. 1896 zog er nach Sydney, wo er als Rezitator von Dramen arbeitete. (Als es noch kein Radio und kein Fernsehen gab, war es üblich, daß Schauspieler dem Theaterpublikum von der Bühne herab Auszüge aus Büchern vortrugen.) Zwei Stunden lang oder noch länger allein auf der Bühne zu stehen und vorzutragen, war oft ziemlich anstrengend für ihn. Obwohl er die Ratschläge seines Arztes befolgte, versagte gegen Ende der Vorstellung immer seine Stimme.

Nach einem langen Prozeß der Selbsterforschung mit Hilfe von Spiegeln entdeckte er schließlich eine Technik, mit der er seine Stimme ohne Einsatz von Medikamenten verbessern konnte. Sie wurde später unter dem Namen „Alexander-Technik" bekannt.

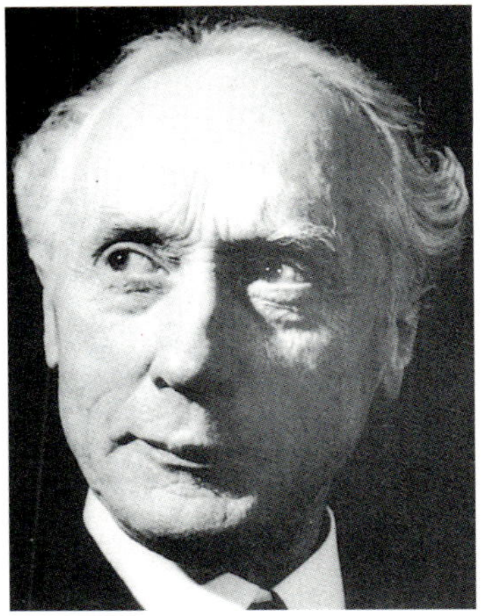
▲ Francis Matthias Alexander

Im Jahr 1904 siedelte Alexander nach London um, wo er seine Alexander-Technik bekannt machte. 1924 richtete er dort einen Lehrgang für Kinder ein, und im September 1930 fand der erste Ausbildungskurs für Lehrer der Alexander-Technik statt. Diese Kurse gibt es heute noch. Alle Lehrer der Technik müssen einen dreijährigen Lehrgang absolvieren, den sie mit einem Diplom (Zeugnis) abschließen.

Im Jahr 1937 war die Technik bereits sehr bekannt, und 19 Ärzte, die alle praktische Erfahrungen damit hatten, reichten gemeinsam ein Gesuch beim britischen Ärzteverband ein und baten darum, die Alexander-Technik in den Lehrplan des Medizinstudiums aufzunehmen. Eine Kopie dieses Antrags wurde am 27. Mai 1937 in Form eines Briefes im British Medical Journal abgedruckt.

Während des Zweiten Weltkriegs zog Alexander in die Vereinigten Staaten. Dann kehrte er wieder nach England zurück und lehrte dort weiter bis zu seinem Tod im Jahre 1955.
Er hat vier Bücher über seine Technik geschrieben: Man´s Supreme Inheritance (1910), Constructive Control of the Individual (1923), The Use of the Self (1932) (Der Gebrauch des Selbst) und The Universal Constant in Living (1941) (Die universelle Konstante im Leben).

1958 wurde die Gesellschaft der Lehrer für Alexander-Technik (GLAT) gegründet, die heute weltweit 1200 Mitglieder hat.

DIE PRINZIPIEN DER ALEXANDER-TECHNIK

DIE BEZIEHUNG ZWISCHEN KOPF, NACKEN UND RÜCKEN (PRIMÄRSTEUERUNG)

„Fehlgebrauch" entsteht, wenn man die Nackenmuskulatur zusammenzieht und den Kopf nach hinten und unten in die Schultern hineinzieht. Dadurch wird die Wirbelsäule zusammengedrückt und der Körper verschmälert und verkürzt, und es entstehen unnötige Verspannungen im ganzen Organismus.

Alexander hat entdeckt, daß die Beziehung zwischen Kopf, Nacken und Rücken (auch „Primärsteuerung" genannt) die Bewegungen und die Koordination des gesamten Körpers steuert. Wenn wir uns das bei unseren täglichen Aktivitäten bewußtmachen, haben wir bereits die Grundlage für einen guten Gebrauch unseres Körpers geschaffen.

„Der Gebrauch wirkt sich auf das Funktionieren unseres Körpers aus." F. M. Alexander

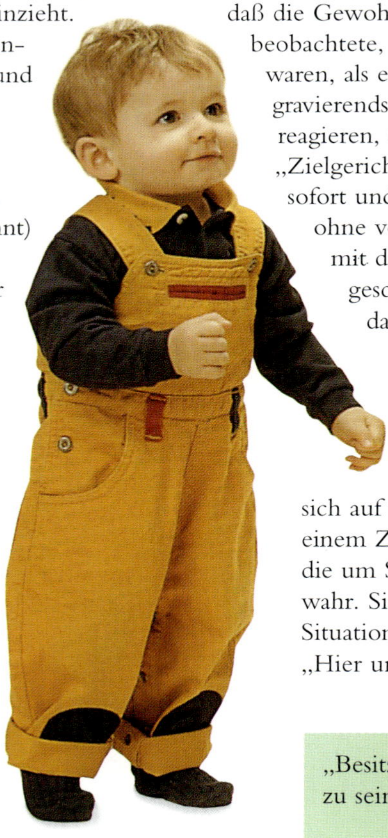

▶ Beachten Sie, wie dieser kleine Junge dasteht. Seine Bewegungen sind von Natur aus gut koordiniert, und sein Kopf ruht harmonisch auf der Wirbelsäule.

ZIELGERICHTETES VERHALTEN

Das Konzept des „zielgerichteten Verhaltens" spielt in der Arbeit der Lehrer der Alexander-Technik eine äußerst wichtige Rolle. Alexander wurde bald klar, daß die Gewohnheiten, die er bei den Menschen beobachtete, viel stärker und tiefer verwurzelt waren, als er zuerst angenommen hatte. Am gravierendsten war ihre Neigung, impulsiv zu reagieren, um bestimmte Ziele zu erreichen. „Zielgerichtetes Verhalten" bedeutet, daß man sofort und zu schnell auf einen Reiz reagiert, ohne vorher nachzudenken. Man reagiert mit dem Wunsch, daß irgend etwas geschieht, und interessiert sich nur für das Endergebnis, statt einfach in der Gegenwart zu sein. Ein typisches Beispiel: Sie kommen zu spät zu einer Verabredung und beginnen sich Sorgen über die Konsequenzen zu machen. Dabei regen Sie sich auf und vergessen vielleicht, daß Sie in einem Zug sitzen, und nehmen die Dinge, die um Sie herum passieren, gar nicht mehr wahr. Sie lassen zu, daß Ihre Gedanken die Situation in die Zukunft verlagern, statt im „Hier und Jetzt", in der Gegenwart zu sein.

„Besitztum … ein Mittel, um glücklich zu sein, aber kein Selbstzweck."
Thomas Jefferson

Die Folgen des zielgerichteten Verhaltens

Wenn Sie sich innerlich von Ihrer Umgebung abschneiden, wirkt sich das unweigerlich auf Ihre Körperhaltung aus: Sie ziehen den Kopf nach hinten, krümmen den Rücken und spannen die Beine an; die Verbindung zwischen Ihren Armen und Ihrem Rücken geht verloren. Ihr Blick wird starr, und Sie halten den Atem an. Im Grunde hat die Zielgerichtetheit Auswirkungen auf Ihre ganze Person – auf Geist und Körper.

Mittel zur Vermeidung der Zielgerichtetheit

Alexander schlägt eine Alternative dazu vor: den Einsatz Ihrer „Mittel zur Vermeidung zielgerichteten Verhaltens". Um Alexanders Schlußfolgerung auf unser Beispiel zu übertragen: Wenn wir akzeptieren, daß wir die Umstände nicht ändern können, daß sie unvermeidbar sind, können wir anders mit unserem Körper umgehen und uns gestatten, etwas Neues zu erleben. Dann können wir lernen, im Augenblick zu sein und nicht in der Vergangenheit oder Zukunft, und wir können uns ein Gefühl des inneren Gleichgewichts und der Einheit bewahren.

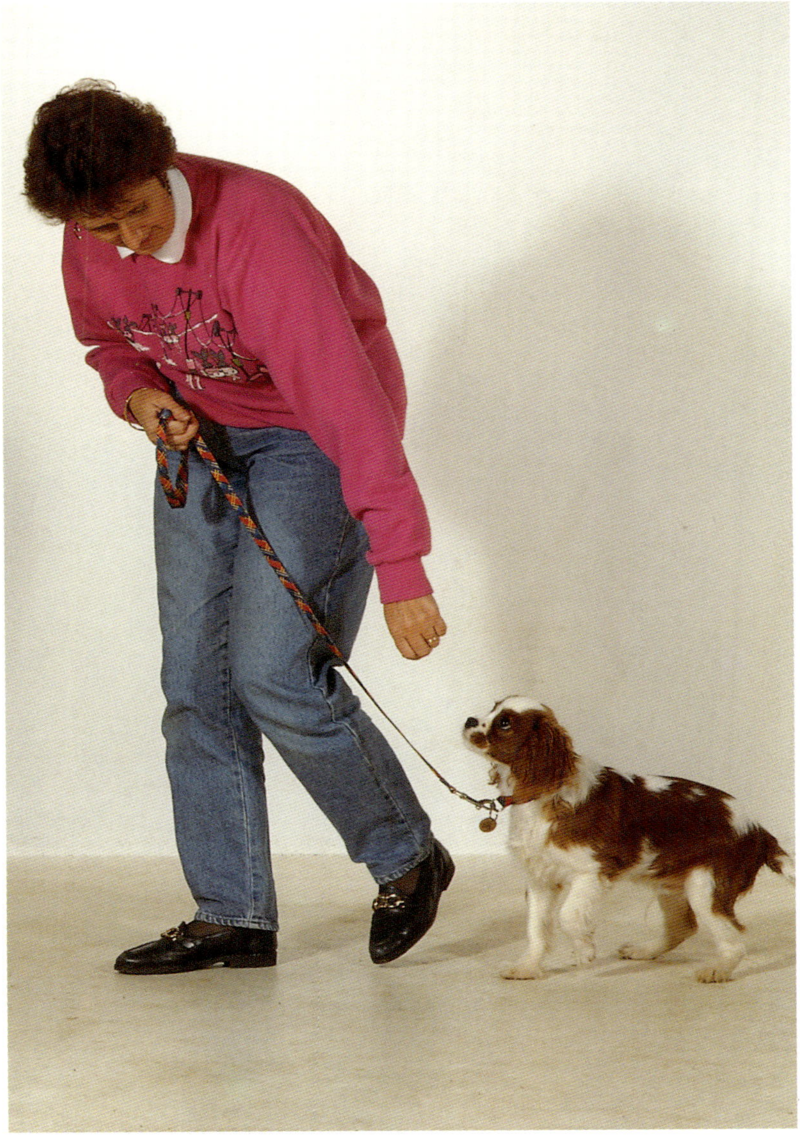

▶ Diese Frau, die mit ihrem Hund spazierengeht, hat eine schlechte, krumme Körperhaltung.

Unsere sinnliche Wahrnehmung oder unser Bewusstsein

Alexanders nächste wichtige Erkenntnis war, daß Gewohnheiten nicht nur unsere Handlungen betreffen, sondern daß es auch Gewohnheiten des Fühlens gibt, die unseren habituellen Handlungen zugrunde liegen. Was er fühlte, unterschied sich von dem, was tatsächlich geschah. Bei neuen Schülern kommt es recht häufig vor, daß sie glauben, aufrecht zu gehen, obwohl sie in Wirklichkeit eine gebeugte Haltung einnehmen. Wenn der Lehrer ihren Körper dann aus dieser Haltung löst, haben sie vielleicht das Gefühl, daß ihre Wirbelsäule verdreht ist oder daß sie sich nach hinten oder nach vorn neigen, obwohl sie in Wirklichkeit zum ersten Mal seit ihrer frühen Kindheit eine gerade, senkrechte Haltung einnehmen.

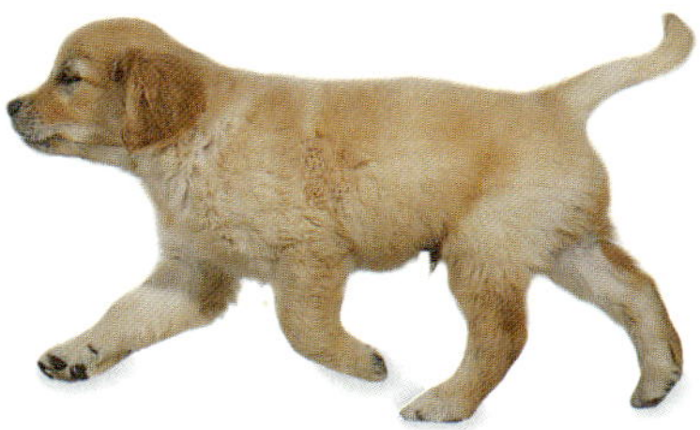

▲ Tiere sind in allem, was sie tun, spontan. Bei diesem laufenden Hund sind Kopf und Wirbelsäule genau aufeinander abgestimmt, so daß seine Beine sich frei und ungehindert bewegen können.

Das Innehalten

Im physiologischen Sinn bedeutet Innehalten, unangemessene Reaktionen auf eine gesunde, natürliche Art und Weise unter Kontrolle zu bringen, ohne daß die Spontaneität dabei unterdrückt wird.

Alexander hat eine interessante Entdeckung gemacht: Sobald es ihm gelang, seine gewohnheitsmäßigen Verhaltensmuster aufzugeben, konnte er selbst entscheiden, wie er auf einen Reiz reagieren wollte. Wenn bei Ihnen jemand klingelt, verspüren Sie vielleicht den spontanen Impuls, sofort zur Tür zu gehen. Das ist eine gewohnheitsmäßige, automatische, unterbewußte Handlung. Wenn Sie sich daran hindern, automatisch zu reagieren, können Sie bewußt entscheiden, wie Sie sich mit einem Minimum an Anstrengung zur Tür bewegen können.

Anweisungen oder Denken in Aktivitäten

Anweisungen (Direktiven) sind Signale oder Befehle, die das Gehirn den einzelnen Körperteilen vor bestimmten physischen Aktivitäten (oder auch währenddessen) gibt. Man kann diese Signale im positiven Sinn verändern.

> **Primäranweisungen**
> Denke daran, deinen Hals frei zu lassen, damit dein Kopf nach vorn und oben gehen kann und dein Rücken sich längen und weiten kann.

▶ Kopf, Nacken und Rücken dieser Frau befinden sich beim Gehen in einer geraden Linie. Ihre Arme können sich frei bewegen.

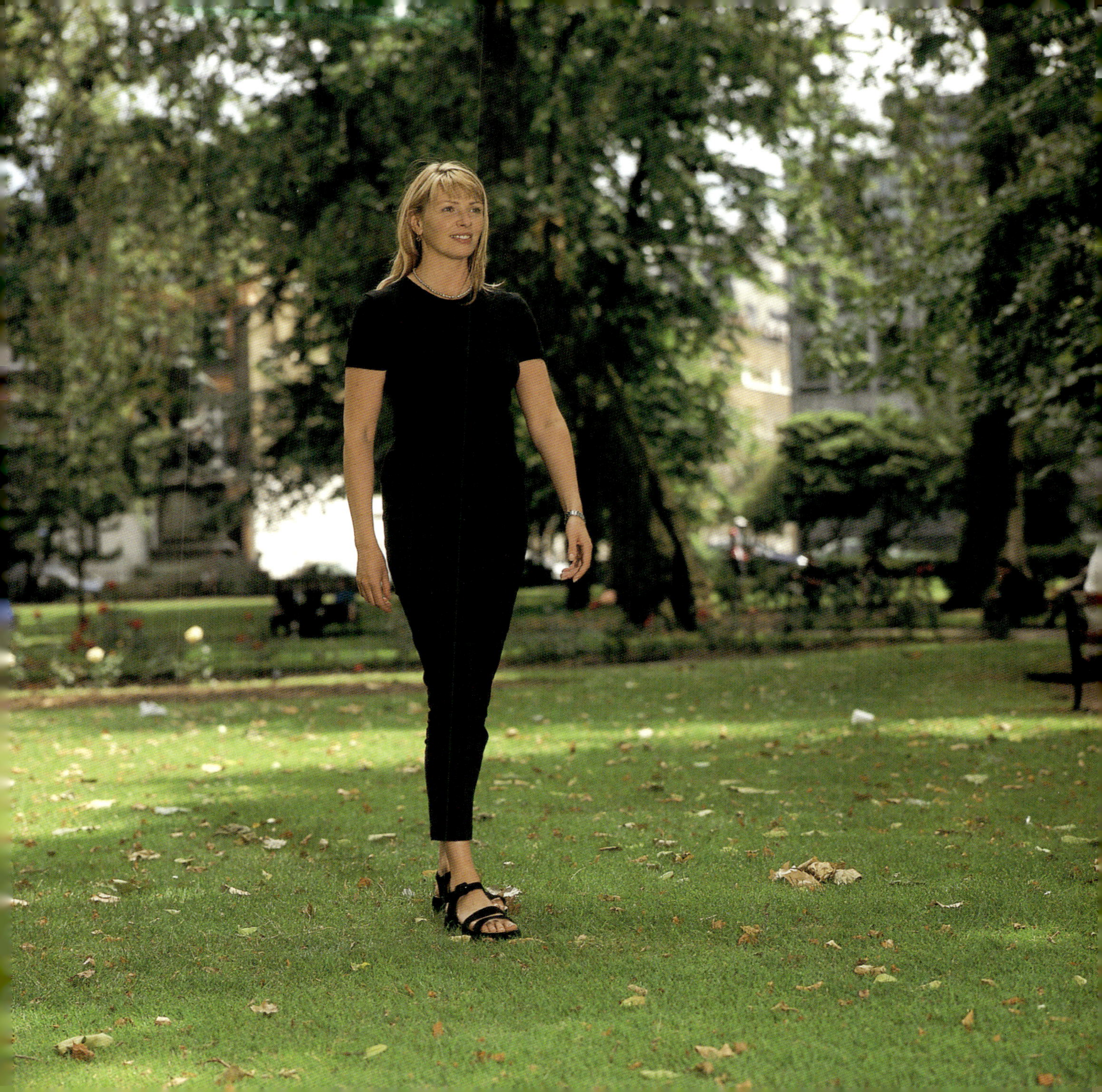

Unser natürliches Gleichgewicht

Kleine Kinder sind normalerweise aufgeweckt und auf ihre Umgebung konzentriert, und ihr Körper befindet sich in einem natürlichen Gleichgewicht, so daß sie sich anmutig und mühelos bewegen können – ohne Anspannung. Sie haben ihre natürliche Körperhaltung.

▼ Bei diesem krabbelnden Kind sind Kopf, Nacken und Rücken genau aufeinander abgestimmt und führen den ganzen Körper in die Bewegung hinein. Die Augen sind wachsam und auf irgend etwas außerhalb seiner Reichweite gerichtet. Auf diesen Gegenstand möchte es zukrabbeln.

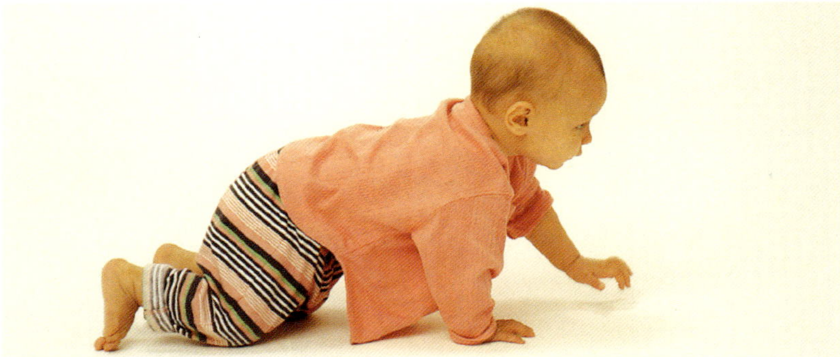

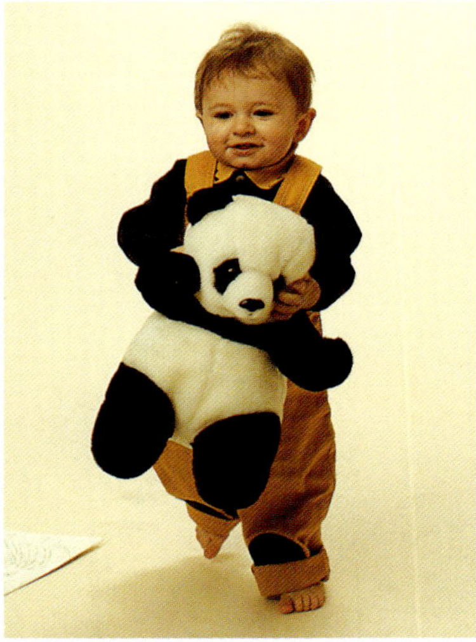

▲ Bei diesem Kind längt sich der ganze Körper, während es seinen Kuschelbären an sich gedrückt hält.

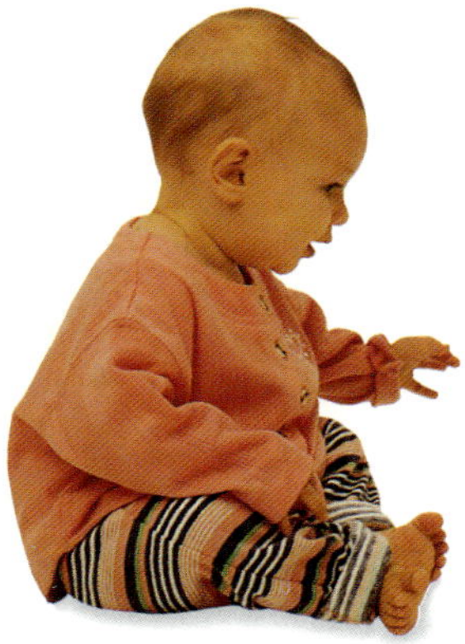

◀ Beachten Sie, wie dieses Kind auf dem Boden sitzt. Die Kleine behält ihre gerade Haltung bei: Sie schaut nur mit den Augen nach unten, ohne den Kopf nach vorn zu neigen.

▶ Achten Sie darauf, wie dieser kleine Junge beim Hocken seine Gelenke gebraucht und wie mühelos er den Plastikbeutel in der Hand hält.

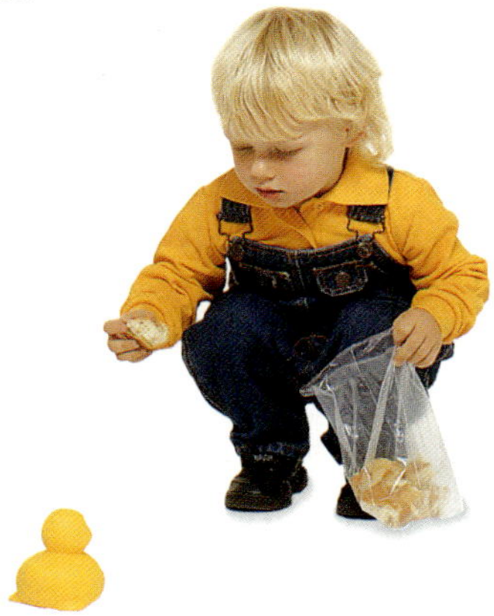

Später, im Erwachsenenalter, sehen wir dieses Gleichgewicht und diese freien, ungehinderten Bewegungen, die für kleine Kinder so typisch sind, nur noch selten.

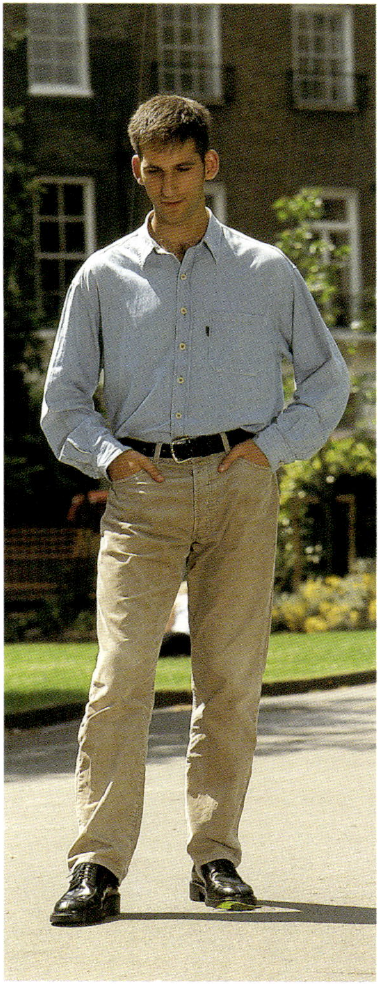

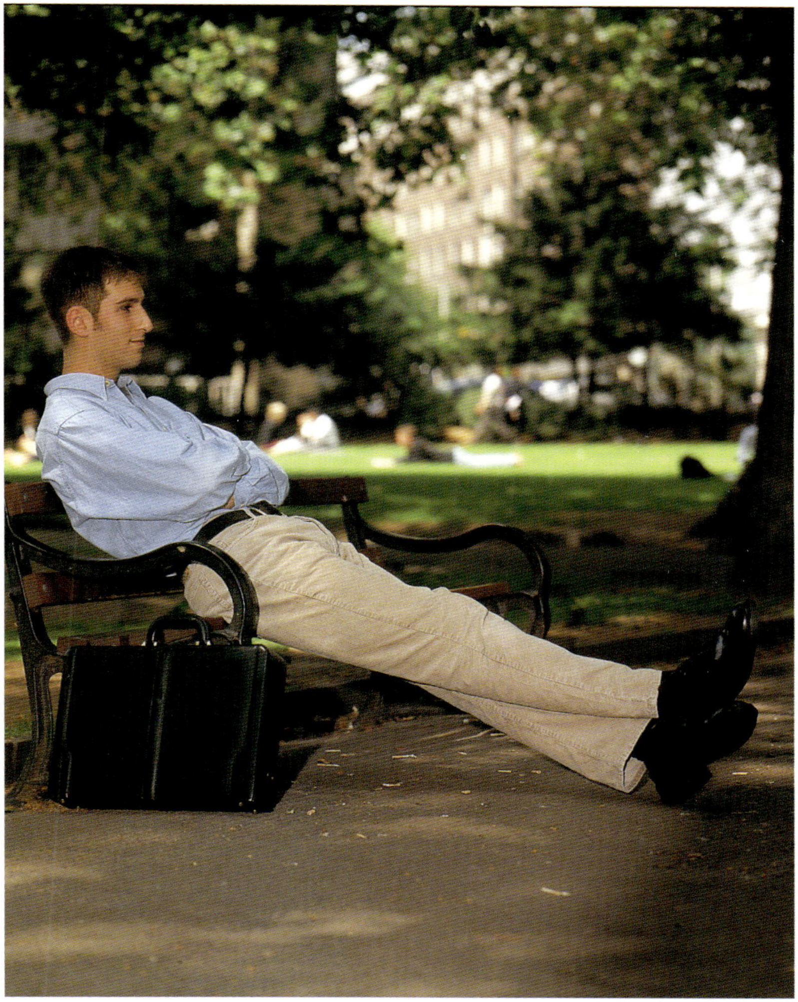

◀ Dieser Mann gebraucht seinen Körper falsch: Er neigt sich nach rechts, verkürzt sich dadurch und schafft ein Ungleichgewicht.

▲ Dieser Mann sitzt in krummer Haltung auf der Bank. Seine ausgestreckten Beine bieten ihm kaum eine Stütze.

Wie man die Alexander-Technik in die Praxis umsetzt

Ein gewisses Engagement ist unerläßlich, wenn man einen Lehrgang absolviert. Man braucht Zeit, um sich zu verändern, unnötige Muskelspannungen zu lösen und sein System umzuerziehen. Und natürlich gibt es auch ein paar Fallen, in die man nur allzu leicht tappt. Vielleicht versuchen Sie, die Anweisungen zu *tun*, statt sie zu denken, oder Sie möchten wieder aufgeben, weil Sie keine besonderen Veränderungen an sich feststellen können.

Viele Menschen versuchen auch, eine bestimmte Position einfach nur einzunehmen, ohne den dazu erforderlichen Denkprozeß zu absolvieren. Das führt zu einer stereotypen Haltung, die nur auf Nachahmung beruht und nicht auf einer Anwendung der Anweisungen für die entsprechende Bewegung. In den folgenden Abschnitten wollen wir versuchen, die Abläufe herauszuarbeiten, die im täglichen Leben am häufigsten vorkommen. (Das Wort „Ablauf" ist bewußt gewählt, denn es impliziert keine Trennung zwischen Geist und Körper und durchbricht die psycho-physische Einheit nicht.) Dabei kommt es uns immer darauf an, wie man diese Abläufe mit einem Minimum an Anstrengung und Muskelanspannung ausführen kann.

Ein solcher Lehrgang läßt sich mit dem Erlernen einer neuen Fähigkeit oder Sprache vergleichen. Engagement und Entschlossenheit sind die sichersten Basis für den Erfolg!

In den folgenden Kapiteln möchten wir zeigen, wie man diese Abläufe in Alltagssituationen in die Praxis umsetzen kann.

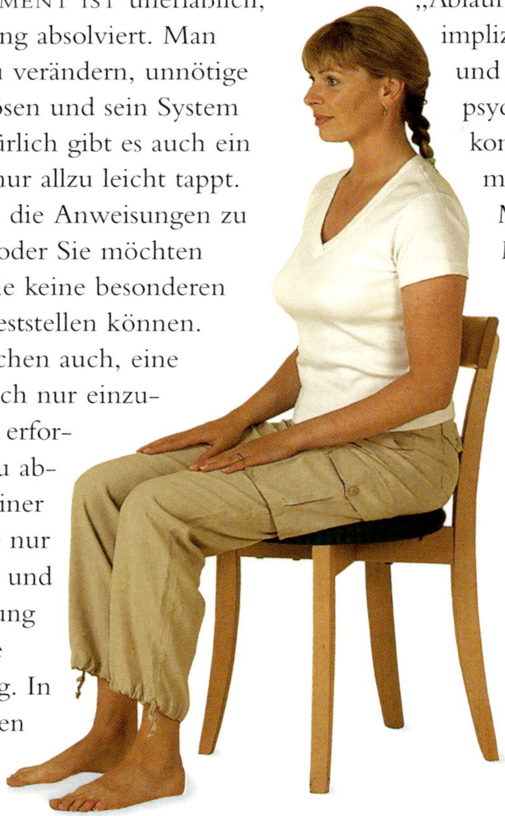

▲ Beachten Sie, wie dieses Model sitzt. Sie ist entspannt im Gleichgewicht, hat beide Füße auf dem Boden.

„Wir übersetzen alles – ob es nun etwas Physisches, Geistiges oder Seelisches ist – in Muskelspannungen."

F. M. Alexander

Das Knochengerüst des Menschen

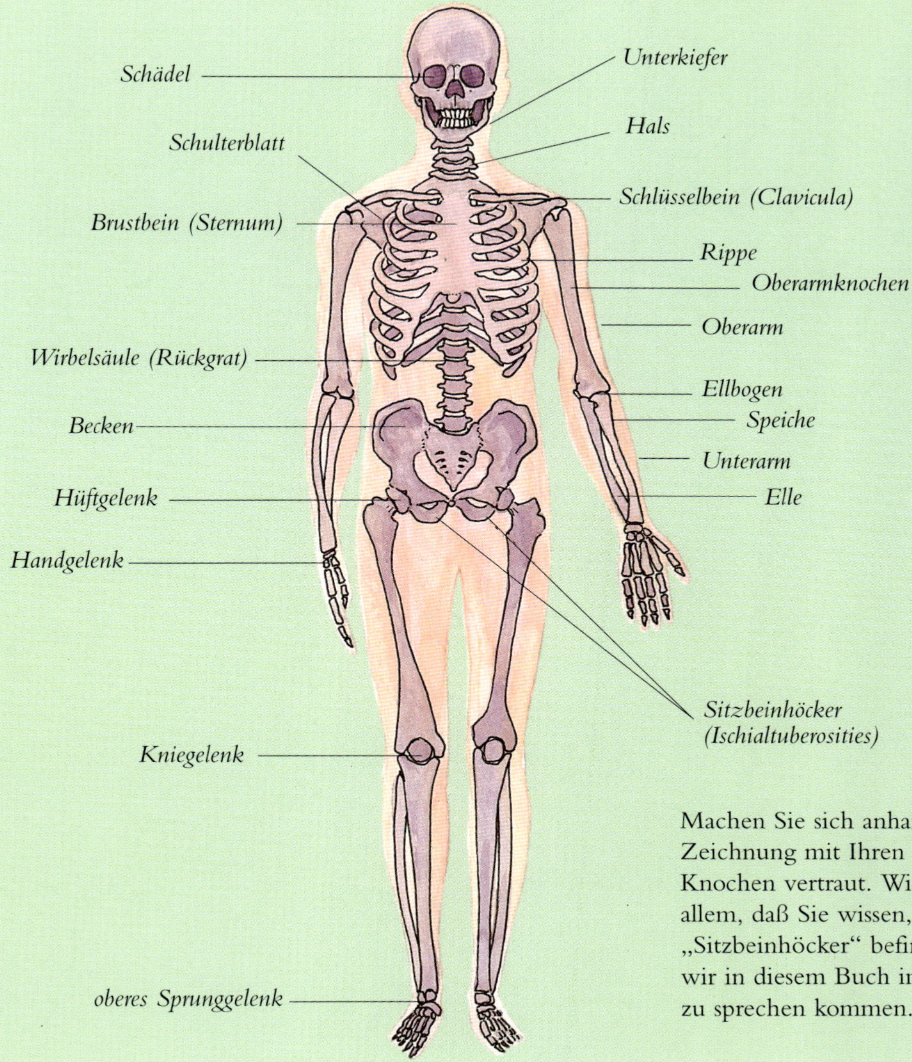

Machen Sie sich anhand dieser Zeichnung mit Ihren wichtigsten Knochen vertraut. Wichtig ist vor allem, daß Sie wissen, wo sich Ihre „Sitzbeinhöcker" befinden, auf die wir in diesem Buch immer wieder zu sprechen kommen.

Die halb liegende Position

Längeres Stehen drückt die Wirbelsäule zusammen. Mit Hilfe der halb liegenden Position können Sie unnötige Spannungen in Muskeln und Gelenken abbauen; gleichzeitig wird Ihnen dadurch die Beziehung zwischen Kopf, Nacken und Rücken bewußter, und Sie haben ein wenig Zeit für sich selbst. Diese Position sollten Sie jeden Tag mindestens 20 Minuten lang praktizieren; sie braucht nicht unbedingt von einem Lehrer überwacht zu werden. In der halb liegenden Position sind die Arme angewinkelt, und die Hände liegen rechts und links auf dem Rumpf, direkt unterhalb des Brustkorbs, um eine möglichst starke Öffnung und Entspannung des Bereichs zwischen den Oberarmen zu erzielen. Die Fingerspitzen berühren sich nicht.

Der Kopf wird mit ein paar Büchern abgestützt. Das entspannt die Nackenmuskulatur, was wiederum dazu führt, daß sich die Muskeln entlang der ganzen Wirbelsäule lockern, der gesamte Rumpf länger und weiter wird und eine zu starke Krümmung des Rückens verringert wird. Die Knie sind angezogen und zeigen zur Decke hin, so daß sich auch die Muskeln in Kreuz und Becken entspannen können.

„Es geht nicht um die richtige Haltung, sondern um die richtige Koordination."
F. M. Alexander

Die Knie zeigen nach vorn (weg vom Körper).

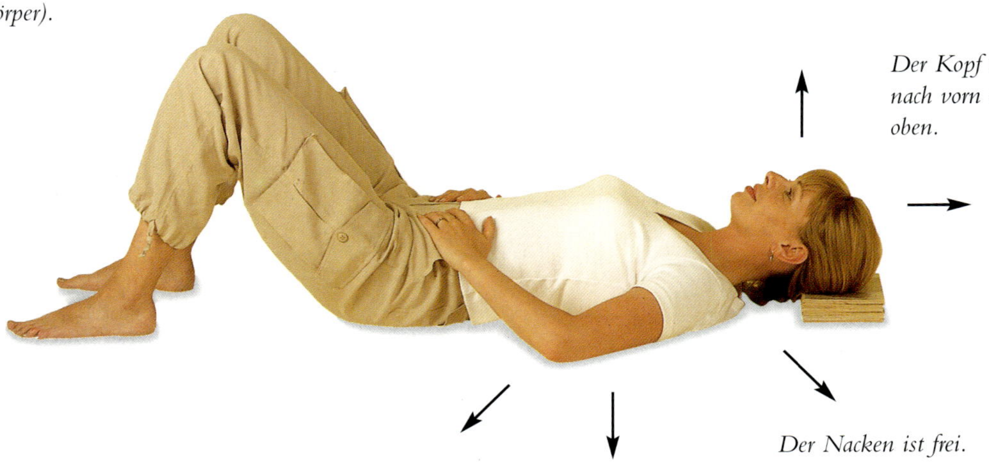

Der Kopf zeigt nach vorn und oben.

Der Nacken ist frei.

Die Oberarme weiten sich.

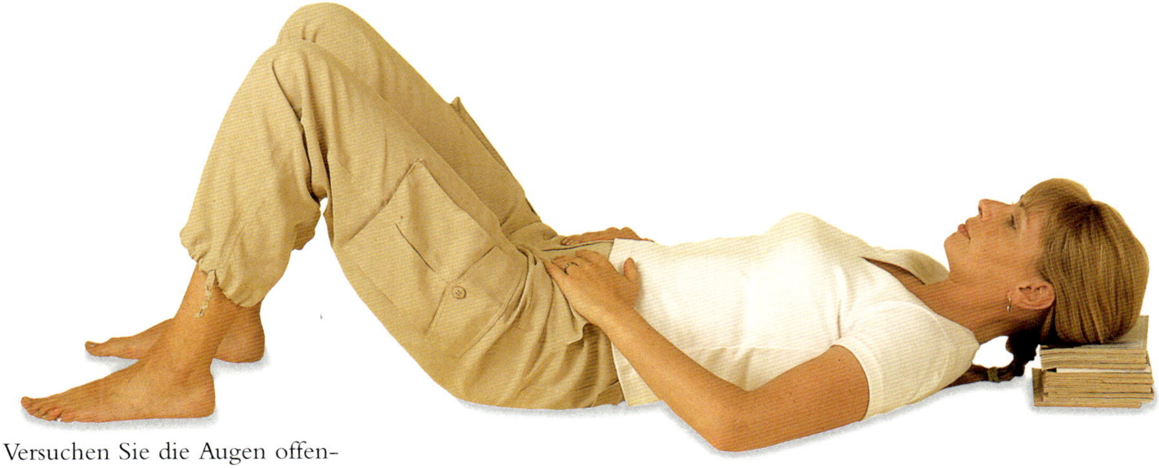

Versuchen Sie die Augen offenzuhalten. Es ist besser, sie nicht zu schließen, weil es Ihnen sonst vielleicht schwerfällt, nicht einzuschlafen – und das ist nicht der Sinn dieser Übung!

Nehmen Sie sich während dieser täglichen 20 Minuten Zeit, Ihre Gedanken in eine bestimmte Richtung zu lenken, damit Ihr Geist nicht abschweift und sich anderen wichtigen Themen zuwendet. In dieser Position können Sie auch Ihre Beobachtungsgabe einsetzen. So ist es zum Beispiel eine gute Übung, in Gedanken Ihre Primäranweisungen durchzugehen, darauf zu achten, ob Sie irgendwelche Spannungen in Ihrem Körper spüren, und sich mit diesen Spannungen auseinanderzusetzen, ohne sie korrigieren zu wollen.

▲ Wenn Sie zu viele Bücher unter Ihren Kopf legen, schiebt sich das Kinn zur Brust hin, und Sie spüren einen Druck auf der Kehle.

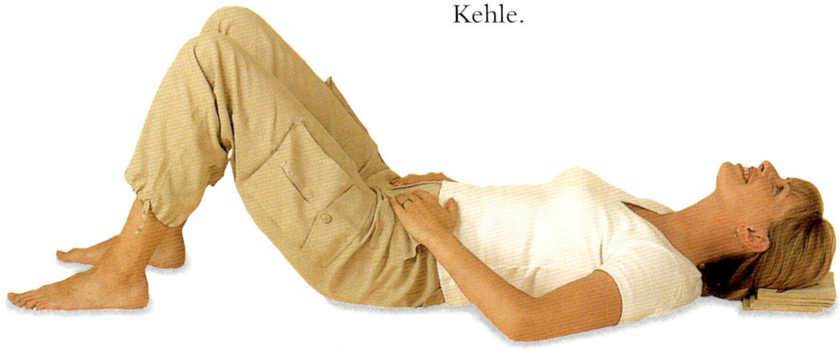

▲ Wenn Sie dagegen zu wenige Bücher nehmen, neigt Ihr Kopf sich nach hinten und hat keine richtige Stütze.

Wie man die halb liegende Position einnimmt

Tragen Sie lose, bequeme Kleidung. Legen Sie sich am besten auf eine harte Fläche mit Teppichboden. Betten oder andere weiche Unterlagen eignen sich nicht. Wie viele Bücher Sie brauchen, ist individuell verschieden. Bevor Sie sich auf den Boden legen, stapeln Sie die Bücher so weit hinter sich auf, daß Ihr ganzer Rumpf und Ihr Gesäß genügend Platz haben. Sie können im Sitzen die Handflächen hinter sich aufstützen, um Ihren Rücken leichter auf den Boden senken zu können. Achten Sie darauf, dabei nicht Ihre Arme zu versteifen oder den Atem anzuhalten. Wenn Sie wieder aufstehen möchten, rollen Sie sich am besten auf eine Seite. Führen Sie die Bewegung mehr mit den Augen als mit dem Kopf an, und folgen Sie dann mit Rumpf und Beinen. Zuletzt legen Sie Ihre freie Hand flach auf den Boden und kommen auf alle Viere. Achten Sie darauf, Kopf, Nacken und Rücken in einer Linie zu halten und nicht den Atem anzuhalten. Gehen Sie mit den Händen einen Schritt zurück, so daß Sie mit dem Gesäß auf den Fersen zu sitzen kommen. Dann knien Sie und stehen auf.

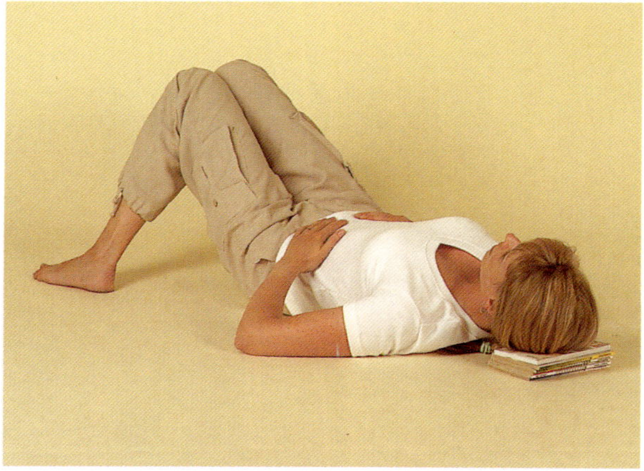

▲ Achten Sie darauf, daß Ihre Beine ungefähr hüftbreit auseinander stehen und Ihre Knie zur Decke zeigen. Wenn die Knie nach innen sinken, kann es leicht passieren, daß Sie Ihr Kreuz verschmälern und mit der Außenseite der Füße den Kontakt zum Boden verlieren.

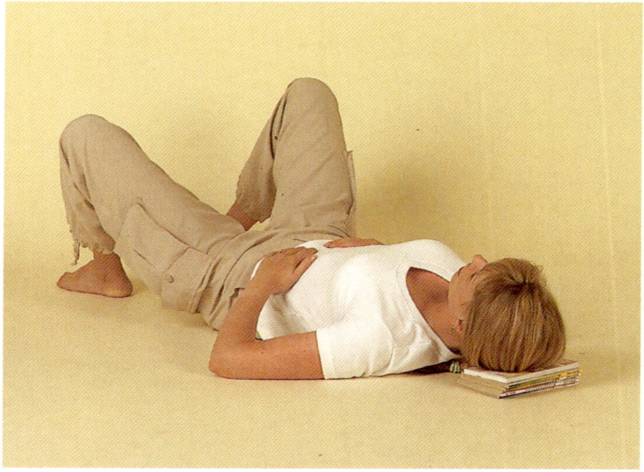

▲ Wenn Ihre Knie auseinanderfallen, verlieren Sie wahrscheinlich mit der Innenseite Ihrer Füße den Bodenkontakt. Prüfen Sie, ob Ihre Beine im Gleichgewicht sind. Wenn Ihre Fersen zu weit von Ihren Sitzbeinhöckern entfernt stehen, besteht die Gefahr, daß Sie die Beine anspannen.

KNIEN

Knien ist eine sinnvolle Hilfe, wenn Sie aus der halb liegenden Position aufstehen möchten. Außerdem ist es eine gute Alternative, wenn es Ihnen zu anstrengend ist oder schwerfällt, längere Zeit in der Hocke zu verweilen.

Bevor Sie niederknien, denken Sie daran, in Gedanken Ihre Primäranweisungen durchzugehen. Verlagern Sie Ihr Gewicht von der Fußmitte auf die Fersen. Denken Sie daran, Hüft-, Knie- und Sprunggelenke zu entspannen. Lassen Sie den Rumpf aus den Hüften heraus leicht nach vorn sinken (führen Sie die Bewegung mit dem Kopf an), und setzen Sie dabei einen Fuß hinter den anderen. Lassen Sie sich erst auf ein Knie nieder. Dann neigen Sie Ihren Rumpf aus den Hüften heraus nach hinten, um auch das zweite Bein auf dem Boden zu plazieren.

Beim Aufstehen kehren Sie den Ablauf um. Denken Sie zuerst an Ihre Primäranweisungen, ehe Sie sich in Bewegung setzen.

Wenn Sie aus der knienden Haltung aufstehen, sollten Sie nicht die Hände auf dem Knie aufstützen, denn dadurch üben Sie Druck nach unten auf das Bein aus und laufen Gefahr, daß Ihr Kopf, der den Körper nach vorn und nach oben lenken soll, seine Richtung verliert.

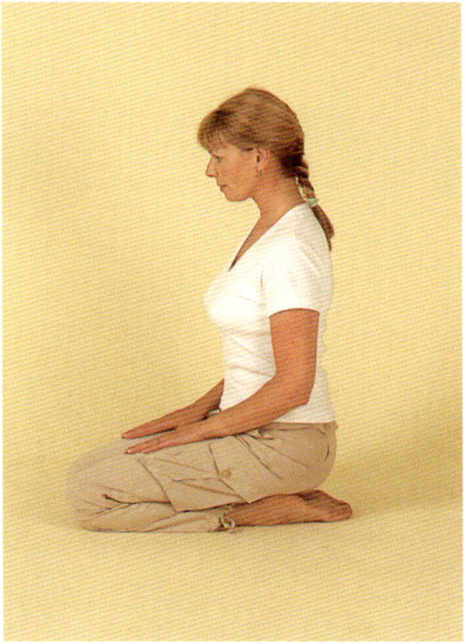

▲ Knien mit dem Gesäß auf den Fersen (korrekter Ablauf).

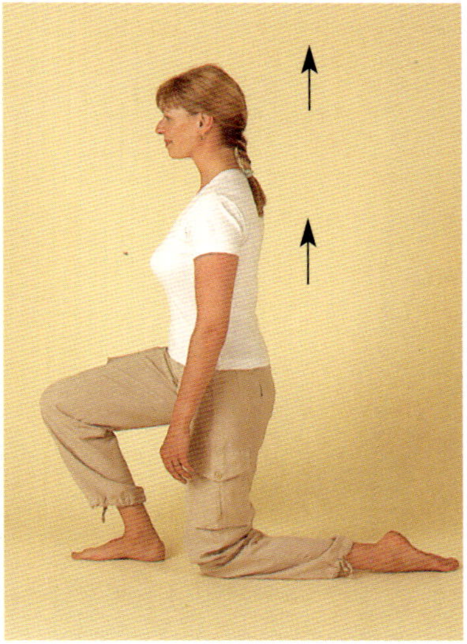

▲ Knien mit einem aufgestellten Bein (korrekter Ablauf).

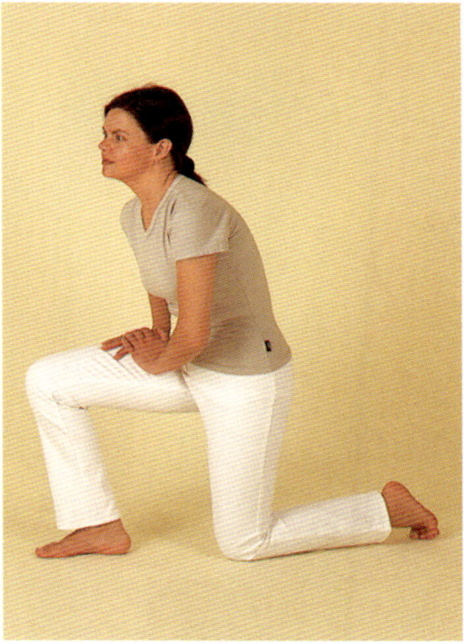

▲ Knien mit einem aufgestellten Bein; die Hände üben Druck auf ein Knie aus (inkorrekter Ablauf).

Der Einsatz der Augen

„Es hat wenig Sinn, eine verkehrsreiche Straße mit geschlossenen Augen zu überqueren."
F. M. Alexander

Beobachten Sie einmal andere Menschen, wie sie dastehen oder herumlaufen: Oft scheinen Sie in ihrer eigenen Welt zu leben und ihre Umgebung gar nicht wahrzunehmen. Wenn der Blick starr auf einen Punkt gerichtet ist, wird auch die Atmung gehemmt, und der Körper hat weniger Freiheit. Ihr Blick sollte in die Außenwelt gerichtet sein und Informationen von dort aufnehmen, damit Sie sich nicht nur darauf konzentrieren, was in Ihrem Inneren abläuft.

Eine der hartnäckigsten Gewohnheiten, die einem Lehrer auffällt, ist die Neigung der Schüler, beim Hinunterschauen nicht die Augen nach unten zu richten, sondern den Kopf aus dem Nacken heraus nach unten sinken zu lassen. Dem liegt ein grundlegendes Mißverständnis der Ausrichtung von Kopf, Nacken und Rücken und der Position der Gelenke im Körper zugrunde.

Achten Sie einmal darauf, wie die Menschen auf den folgenden Fotos ihre Augen einsetzen.

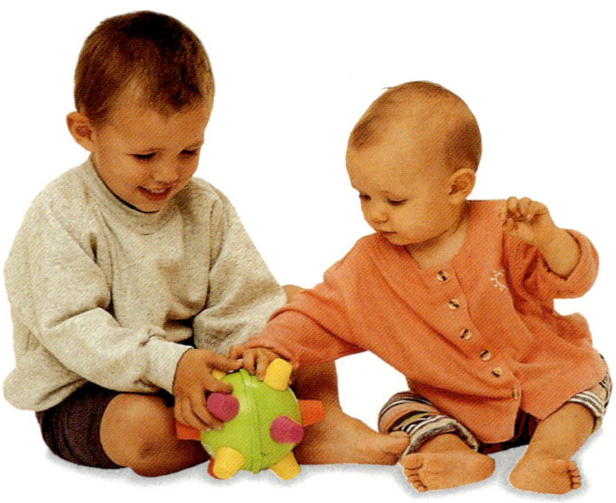

▲ Hier gebrauchen die Kinder ihre Augen, um auf ihre Spielsachen hinunterzuschauen. Das ist der richtige Körpereinsatz: Die gerade Linie von Kopf, Nacken und Rücken ist nicht gestört.

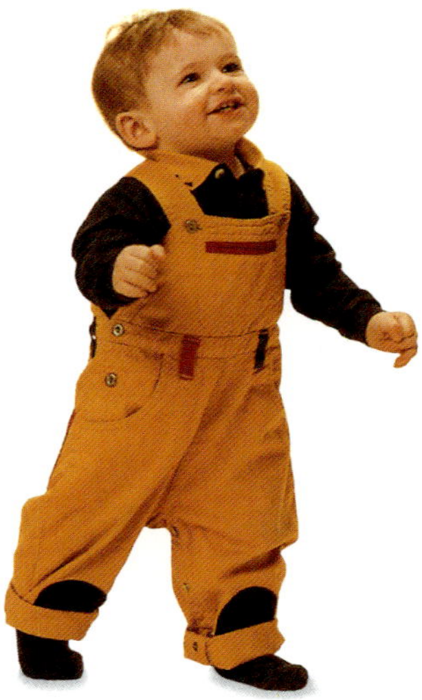

▲ Dieser kleine Junge gebraucht seine Augen, um nach oben zu schauen. Er hat den Kopf leicht nach hinten sinken lassen, ohne die fundamentale Beziehung zwischen Kopf, Nacken und Rücken zu stören.

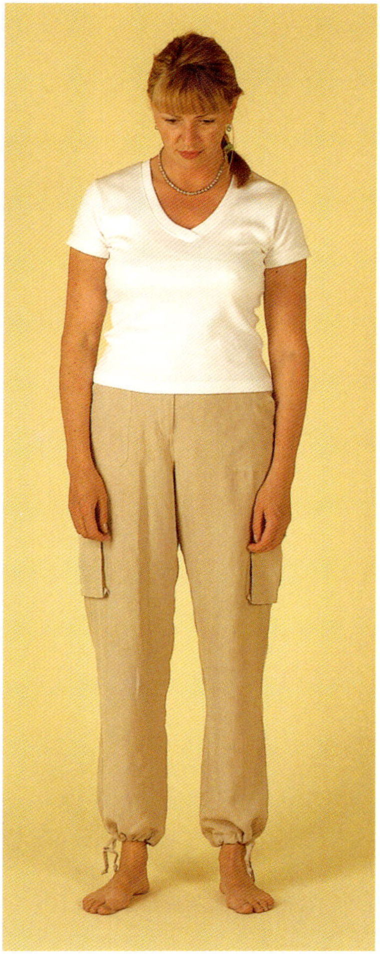

▲ Diese Frau durchbricht beim Hinunterschauen die gerade Linie zwischen Kopf, Nacken und Rücken. Sie setzt ihren Nacken nicht richtig ein.

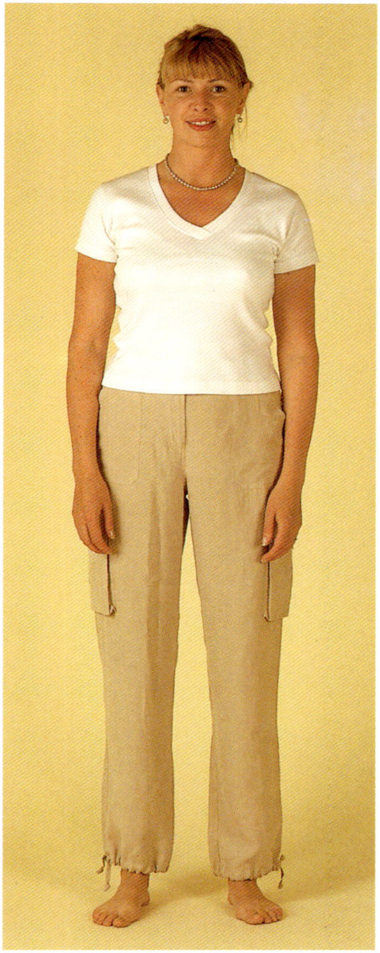

▲ Diese Haltung ist korrekt. Die Frau bewahrt sich ihre volle Länge und Weite. Ihre Augen sind wach und nehmen die Umgebung in sich auf.

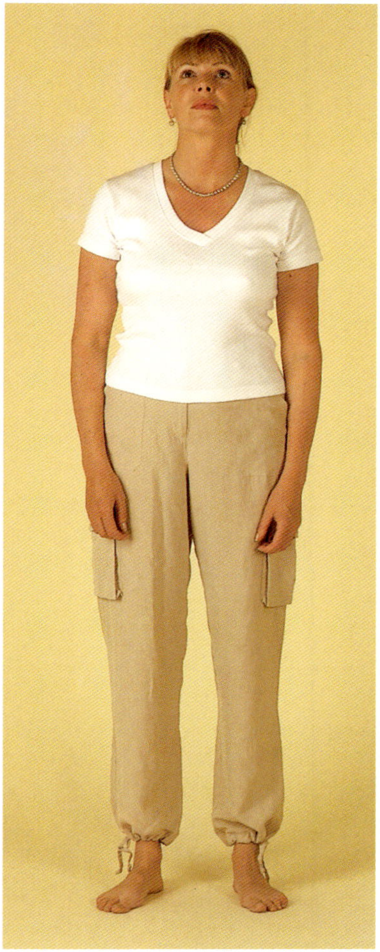

▲ Hier ist die gerade Linie zwischen Kopf, Nacken und Rücken im Nacken durchbrochen: Die Frau zieht den Kopf nach hinten, um nach oben zu schauen.

SITZEN

Die meisten Menschen nehmen im Sitzen eine krumme Haltung ein. Sie suchen nach einer Stütze für ihren Rücken, indem sie sich an die Lehnen schlecht konstruierter Stühle anlehnen. Dabei verlieren sie mit den Füßen leicht den Kontakt zum Boden und krümmen ihr Kreuz zu sehr.

Achten Sie beim Sitzen auf die gerade Linie zwischen Kopf, Nacken und Rücken, und prüfen Sie, ob Sie auch wirklich auf Ihren Sitzbeinhöckern sitzen. Denken Sie daran, zwischen den Oberarmen weit zu werden und die Vorderseite Ihres Rumpfes zu längen; auch Ihr Rücken soll sich weiten. Die Beine sollten hüftbreit auseinander stehen; die Knie zeigen nach vorn und voneinander weg. Sie befinden sich in gerader Linie über den Füßen, die auf dem Boden stehen. Achten Sie darauf, nicht längere Zeit in einer Haltung dazusitzen, denn das kann zu Steifheit und Muskelverspannungen führen.

Achten Sie einmal darauf, wie Sie normalerweise auf einem Stuhl sitzen, und vergleichen Sie die korrekten Abläufe in der linken Spalte mit den inkorrekten Haltungen in der rechten.

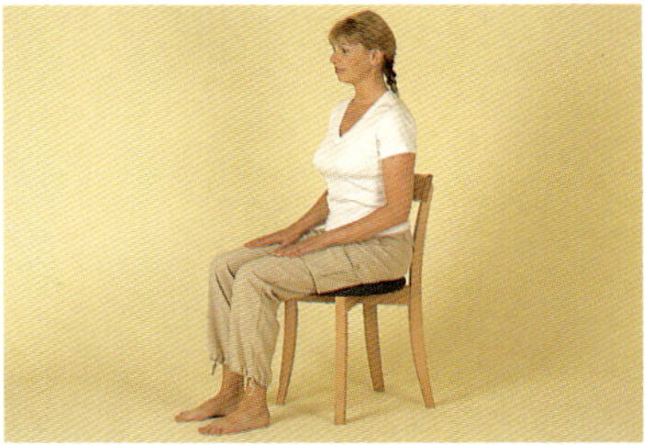

▲ Korrekt: Achten Sie darauf, daß Ihre Schultern auseinandergehen.

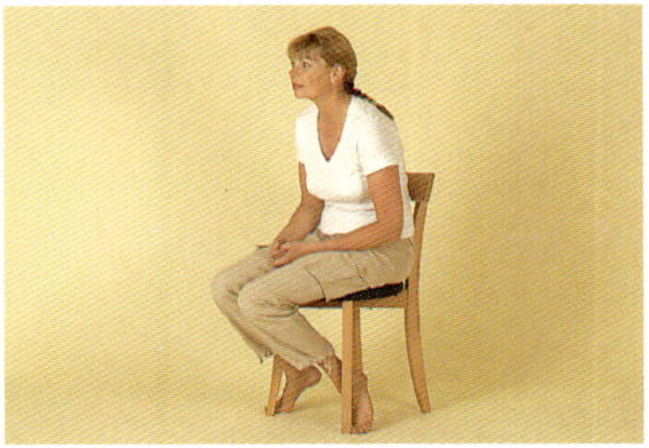

▲ Inkorrekt: krumme Schultern; Füße um die Stuhlbeine geschlungen.

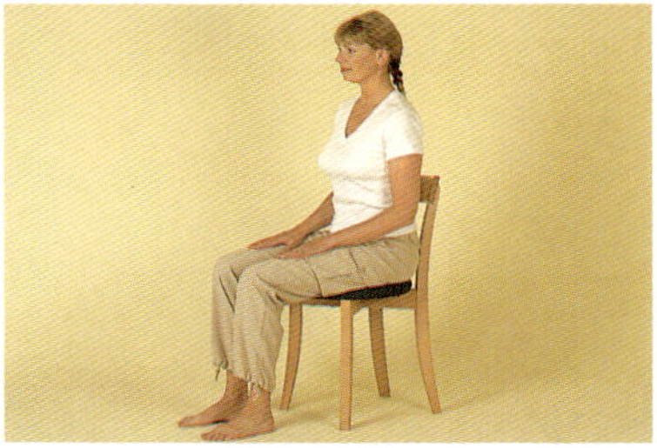

▲ Korrekt: Denken Sie daran, den Rücken nicht zu krümmen, sondern zu längen.

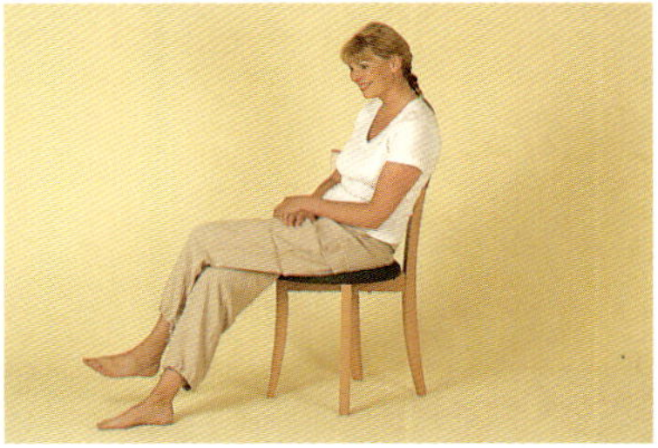

▲ Inkorrekt: gekrümmter Rücken, übereinandergeschlagene Beine, nach einer Seite geneigte Haltung.

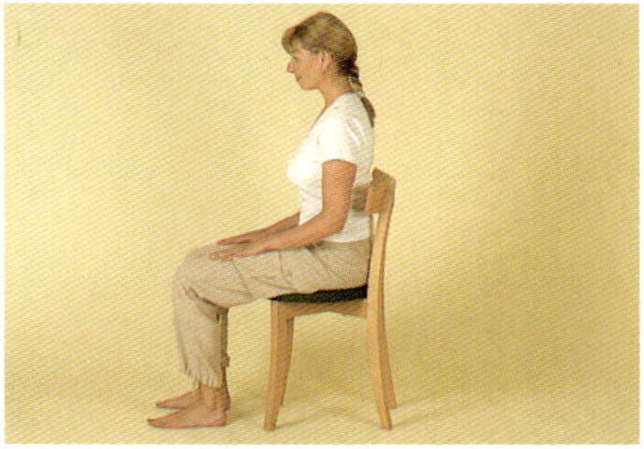

▲ Korrekt: Die Schultern gehen nach unten.

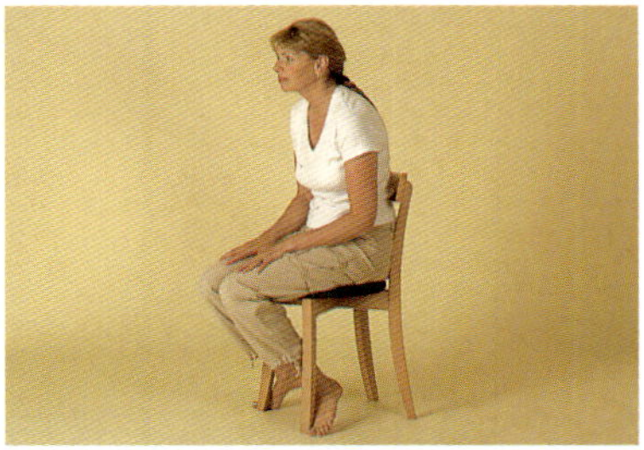

▲ Inkorrekt: hochgezogene Schultern.

AUFSTEHEN AUS DEM SITZEN

Beim Aufstehen sollten Ihre Beine hüftbreit auseinander stehen. Drücken Sie sich nicht mit den Beinen hoch. Achten Sie darauf, daß Ihre Füße flach auf dem Boden stehen und nicht so weit nach vorn geschoben sind. Die Bewegung sollte mit dem Kopf angeführt werden.

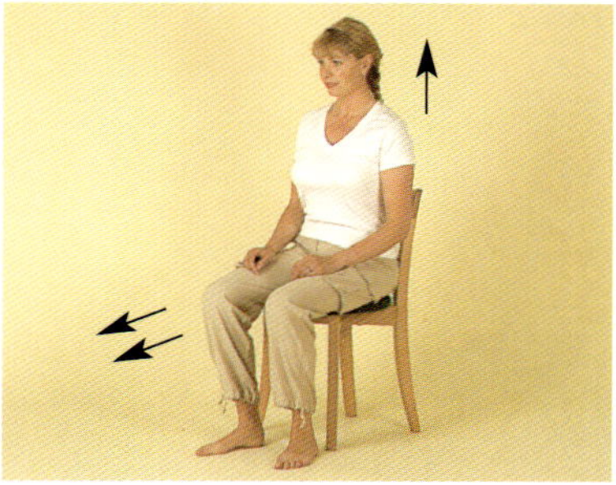

▲ Diese Frau sitzt in harmonisch ausbalancierter Haltung da.

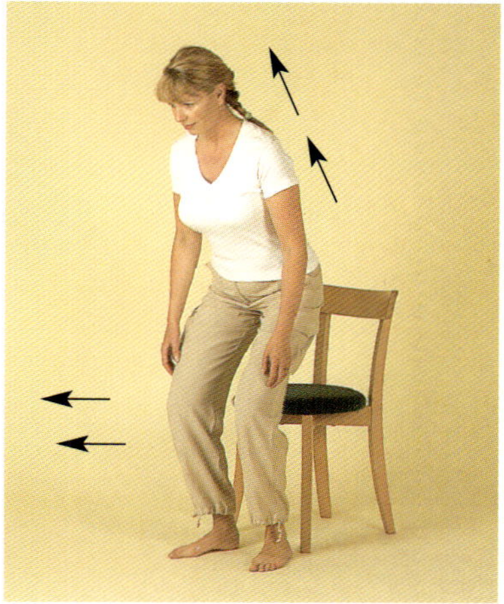

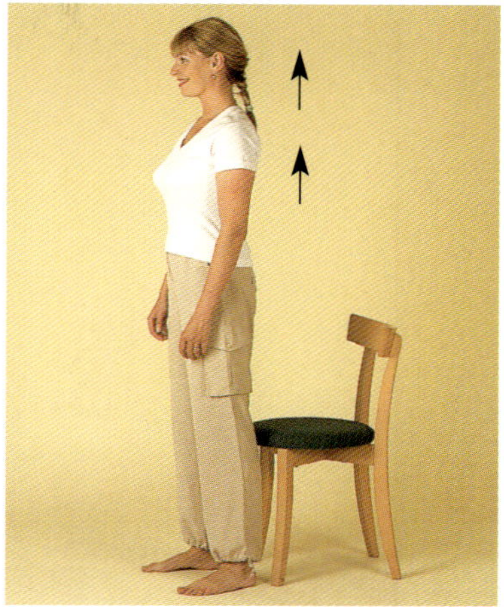

▲ Auch beim Aufstehen bewahrt die Frau die gerade Linie zwischen Kopf, Nacken und Rücken und ihre volle Länge und Weite zwischen den Oberarmen. Sie schiebt sich aus den Hüftgelenken heraus nach oben und läßt ihre Knie über den Füßen nach vorn gehen. Dadurch längt und weitet sich ihr ganzer Körper.

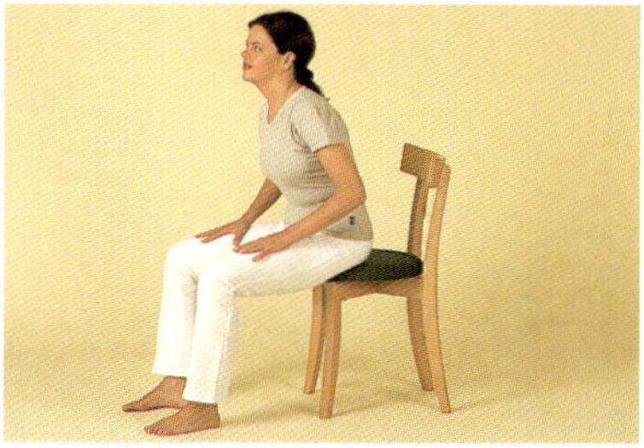

▲ Stützen Sie sich beim Aufstehen nicht mit den Händen auf den Oberschenkeln ab; das kann unnötigen Druck auf die Beine erzeugen.

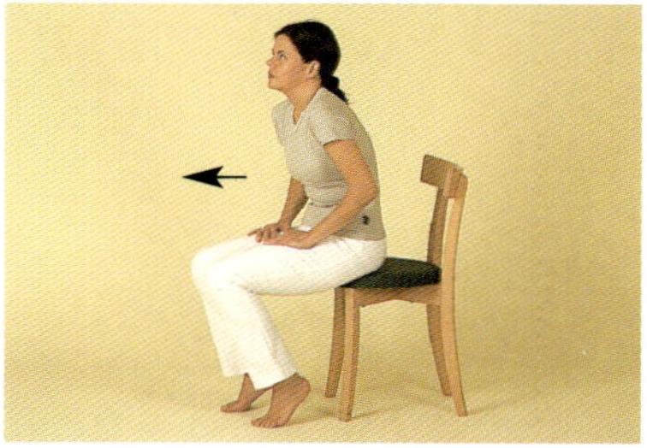

▲ Drücken Sie sich auch nicht mit den Beinen hoch; sonst besteht die Gefahr, daß Sie den Kopf nach hinten ziehen und auf die Wirbelsäule hinunterdrücken.

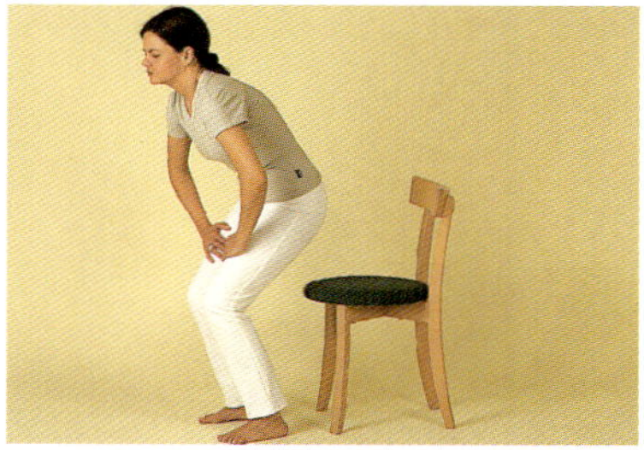

▲ Wenn Sie die Schultern hochziehen, den Rücken krümmen und die Arme anwinkeln, brauchen Sie viel mehr Energie zum Aufstehen.

STEHEN

Im Stehen nehmen die Menschen die verschiedensten Haltungen ein. Das eine Extrem besteht darin, dazustehen wie ein Soldat, was die meisten Menschen irrtümlicherweise als „gute" Haltung empfinden. Doch in Wirklichkeit wird durch das Zurückziehen der Schultern der Rücken schmaler, das Einziehen des Brustkorbs beeinträchtigt die Atmung, und wenn man die Knie durchdrückt und die Füße parallel zueinander ausrichtet, entsteht eine unnötige Muskelanspannung im ganzen System. Das andere Extrem ist eine Haltung, die viele Menschen sehr gern einnehmen und bei der das Körpergewicht entweder auf dem rechten oder auf dem linken Bein ruht. So entsteht ein Ungleichgewicht im ganzen Körper, weil sich entweder die rechte oder die linke Seite des Rumpfes dadurch unweigerlich verkürzt. Es ist wichtig, Ihr Körpergewicht beim Stehen gleichmäßig auf beide Füße zu verteilen. Achten Sie darauf, daß Ihr Gewicht auf dem Mittelfuß ruht.

Diese Haltung können Sie am besten beibehalten, indem Sie sich der Ballen unter Ihrem großen Zeh, Ihrem kleinen Zeh und Ihren Fersen bewußt sind. Gehen Sie in Gedanken Ihre Primäranweisungen durch, und achten Sie dabei besonders darauf, Ihre volle Länge und Weite beizubehalten. Ihre Augen blicken wach.

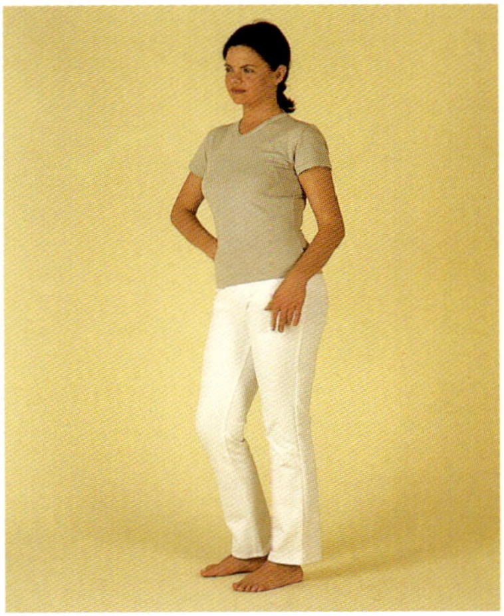

▲ Stemmen Sie den Arm nicht in die Hüfte; sonst verteilt Ihr Gewicht sich ungleichmäßig, und Sie verkürzen sich an einer Seite Ihres Rumpfes.

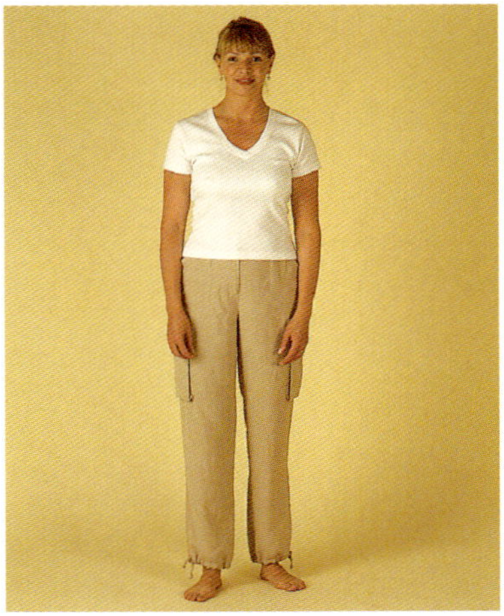

▲ Achten Sie auf die harmonisch ausbalancierte Haltung dieser Frau: Ihr Körper bildet eine gerade Linie. Ihr Blick ist nicht starr, sondern wach und aufmerksam.

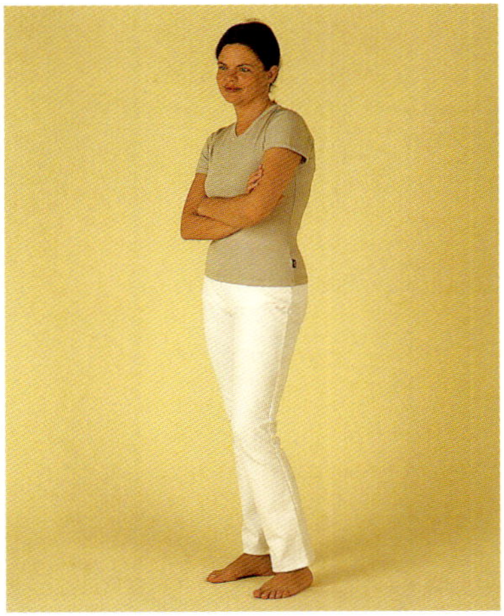

▲ Verschränken Sie im Stehen nicht die Arme, sonst zieht das Gewicht der Arme Ihre Schultern in eine schiefe Position, und Ihre Arme verlieren den Kontakt zum Rücken.

Hinsetzen aus dem Stehen

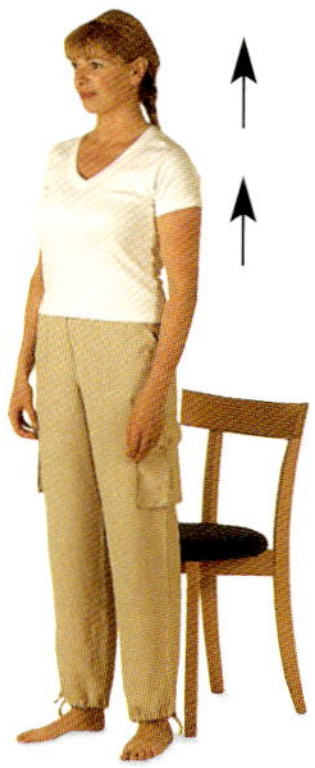

▲ Achten Sie darauf, wie harmonisch ausbalanciert diese Frau dasteht und wie wach und aufmerksam ihr Blick ist.

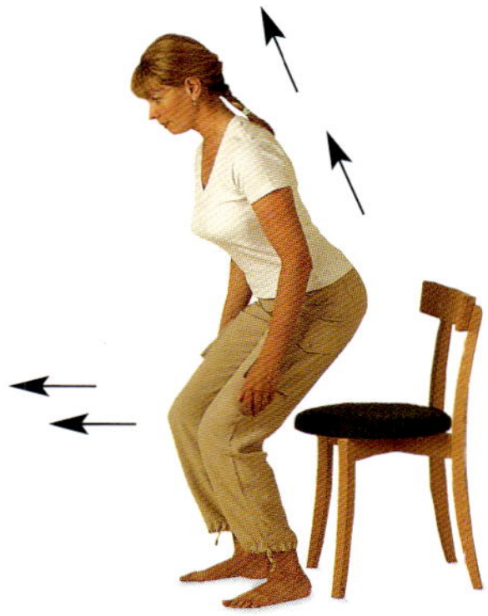

▲ Jetzt setzt sie sich aus den Hüftgelenken heraus hin und behält dabei ihre gerade Linie zwischen Kopf, Nacken und Rücken bei.

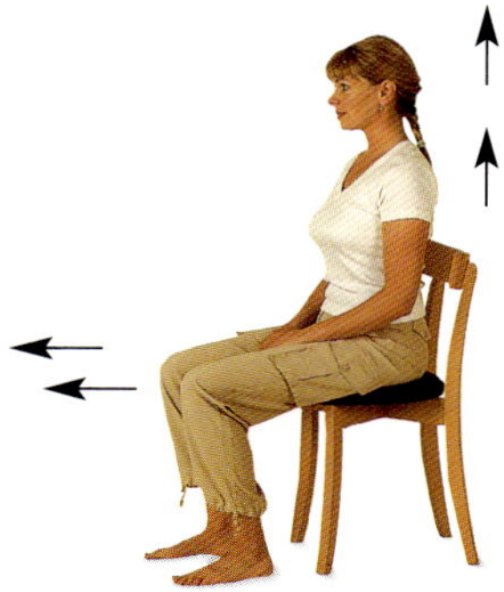

▲ Im Sitzen ist ihr Gewicht gleichmäßig auf beide Sitzbeinhöcker verteilt; die Linie zwischen Kopf, Nacken und Rücken ist gerade.

Wenn Sie sich aus dem Stehen hinsetzen, denken Sie daran, Ihre Knie zu lockern und zu entspannen, damit Sie sich nicht auf den Stuhl fallen lassen. Behalten Sie Ihre gerade Linie bei; die Beziehung zwischen Kopf, Nacken und Rücken darf nicht gestört werden, denn das beeinträchtigt Ihre gesamte Körperhaltung, und es entsteht eine unnötige Anspannung in Ihren Muskeln. Außerdem laufen Sie dann Gefahr, Ihre Balance und Ihre Richtung zu verlieren.

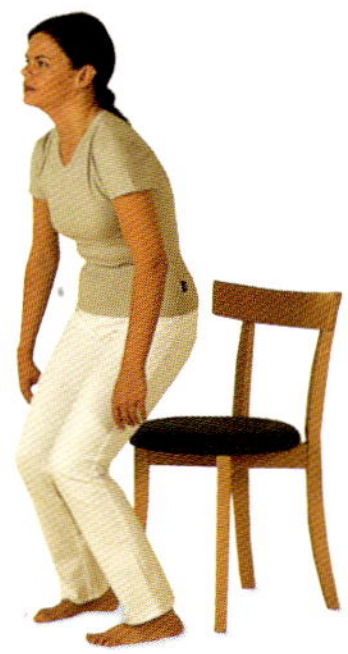

▲ Diese Frau zieht den Kopf nach hinten. Bei ihr ist die gerade Linie verlorengegangen; sie übt Druck nach unten auf ihre Wirbelsäule aus.

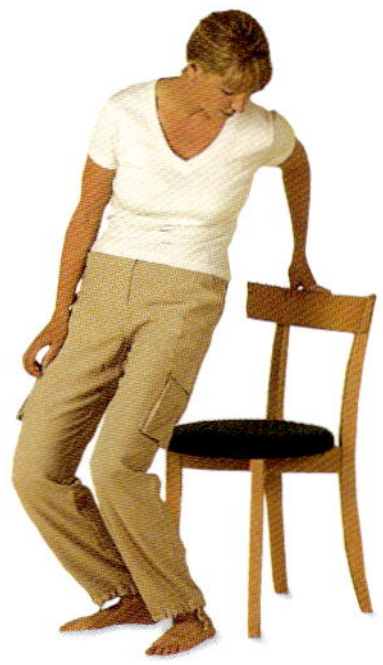

▲ Viele Menschen stützen sich beim Hinsetzen mit den Händen ab und verdrehen dabei ihren Rumpf.

STEHEN AUF ZEHENSPITZEN

Wenn Sie sich richtig auf die Zehenspitzen stellen, verlagert sich das Gewicht, das im Stehen auf den Mittelfüßen ruht (siehe Abschnitt „Stehen"), auf die Fußballen. Der Kopf führt den Körper nach vorn und nach oben. Achten Sie darauf, dabei Ihre gerade Linie zwischen Kopf, Nacken und Rücken beizubehalten. Ihr Blick ist wach und aufmerksam; halten Sie den Atem nicht an.

Wenn Sie sich nach etwas ausstrecken müssen, denken Sie daran, daß Ihre Hand den Arm bei dieser Bewegung anführt. Achten Sie darauf, die Schulter nicht nach oben aus dem Rücken herauszuschieben (siehe Abschnitt „Ausstrecken nach Gegenständen").

Wenn Sie nach dem Stehen auf Zehenspitzen wieder in die stehende Position zurückkommen, denken Sie daran, die Fersen langsam auf den Boden zurücksinken zu lassen, so daß Ihr Gewicht sich gleichmäßig auf die Mittelfüße verteilt. Nehmen Sie sich Zeit, in Gedanken Ihre Primäranweisungen zu rekapitulieren.

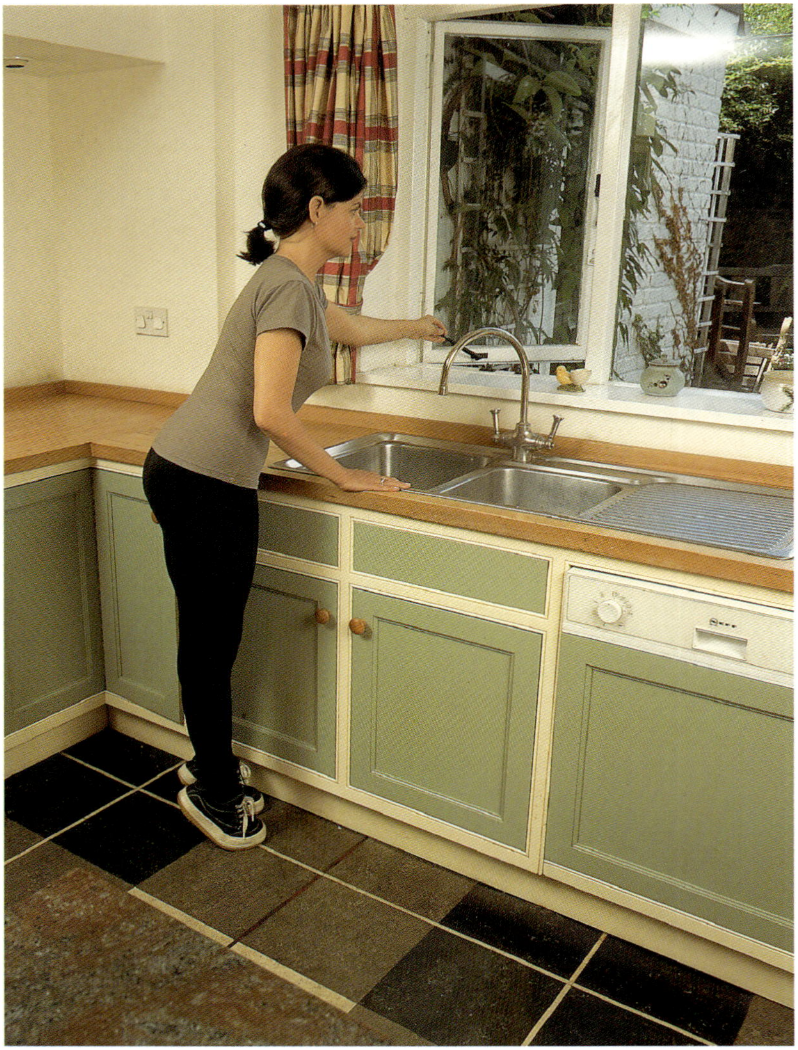

▶ Diese Frau stellt sich auf die Zehenspitzen, damit ihre Hand den Arm zum Fenster hinführen und es schließen kann.

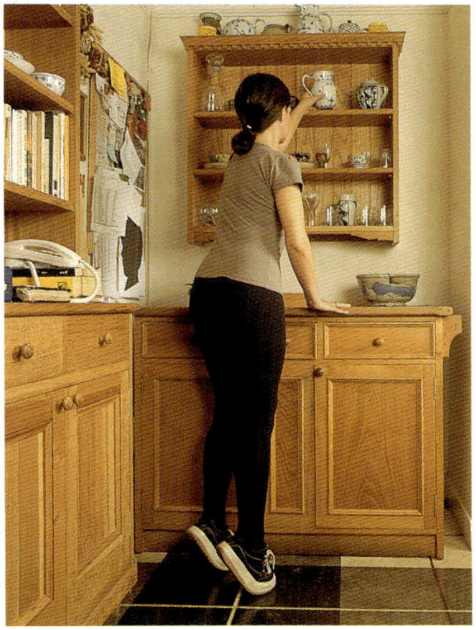

◀ Hier wird die Beziehung zwischen Kopf, Nacken und Rücken berücksichtigt. Die Frau schaut zu dem Gegenstand hin, ohne den Kopf nach hinten zu ziehen. Ihre Oberarme gehen auseinander; die Hand führt den Arm.

▶ Diese Frau zieht den Kopf in den Nacken und macht ein Hohlkreuz; außerdem schiebt sie eine Schulter hoch, um sich nach dem Gegenstand auszustrecken, statt ihren Arm von der Hand führen zu lassen.

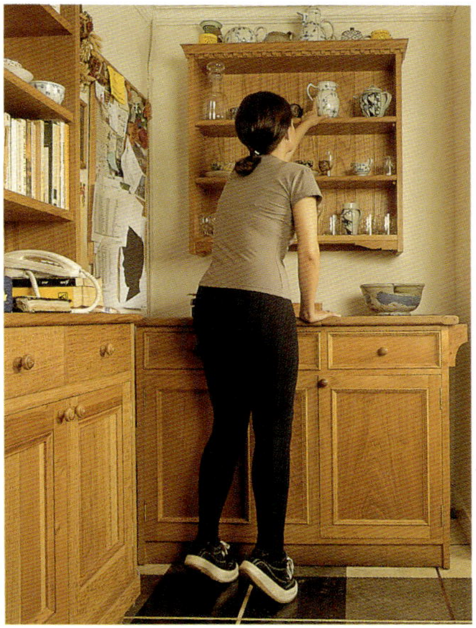

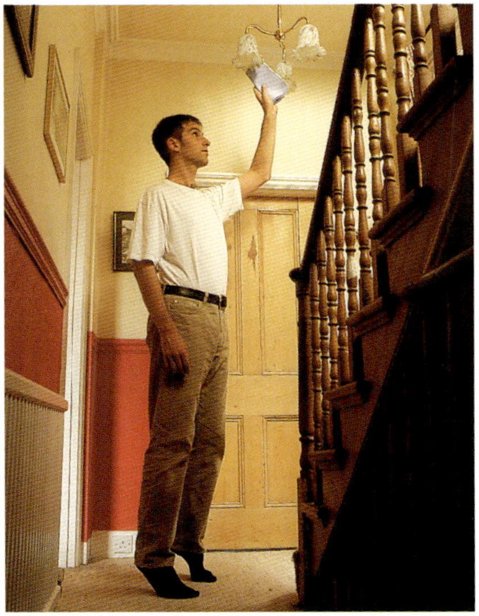

◀ Achten Sie darauf, wie gerade und gut ausbalanciert dieser Mann dasteht.

▶ Hier sind die Knie versteift. Achten Sie auf die Beinstellung dieses Mannes, während er sich nach oben schiebt, um den Lampenschirm abzustauben. Der Kopf ist stark nach hinten gezogen. Außerdem hält er den Atem an und erzeugt so eine unnötige Spannung in seinem ganzen Körper.

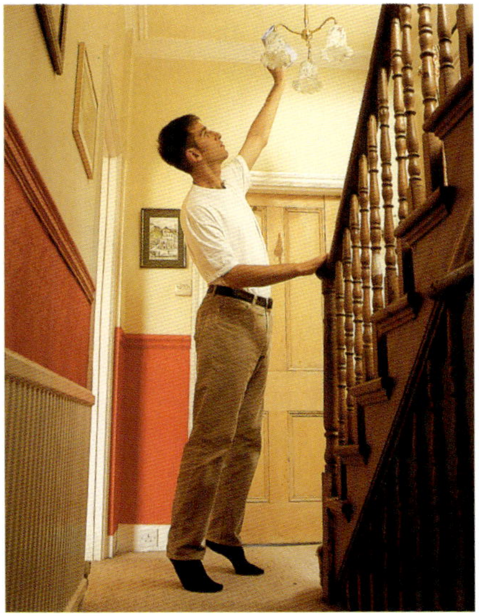

AUSSTRECKEN NACH GEGENSTÄNDEN

Bei unseren Alltagsaktivitäten müssen wir häufig Arme und Hände nach verschiedenen Gegenständen ausstrecken. Denken Sie dabei immer daran, die gerade Linie zwischen Kopf, Nacken und Rücken beizubehalten. Wenn Sie in die Hocke gehen müssen, um einen Gegenstand zu erreichen, lassen Sie Ihre Hand die Bewegung anführen.

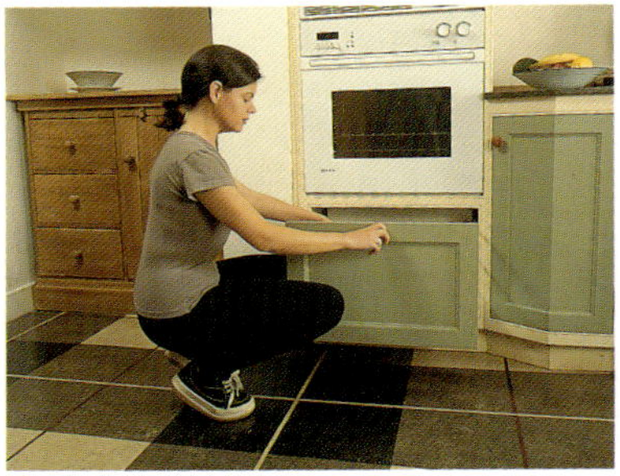

▲ Achten Sie darauf, wie das Gewicht dieser Frau gleichmäßig über den Füßen verteilt ist, wie sie sich zwischen den Oberarmen weitet und ihr Handgelenk und ihren Arm von ihrer Hand führen läßt.

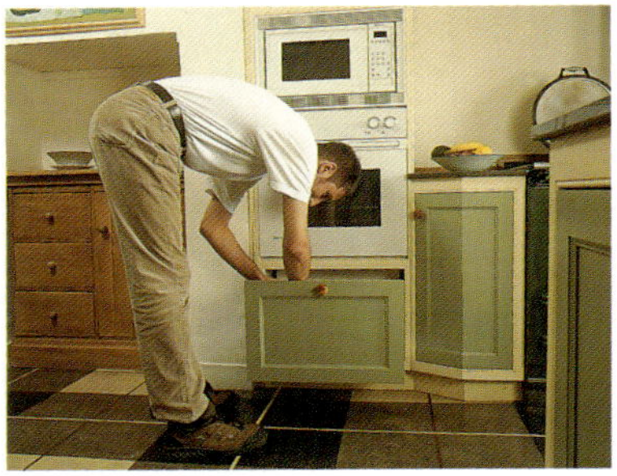

▲ Dieser Mann hält die Beine gerade durchgedrückt und hat den Kopf nach hinten gezogen. Das belastet den Nacken sehr, und auch seine Schultern sind angespannt. Er zieht die Arme nach vorn, so daß der Schultergürtel sich krümmt.

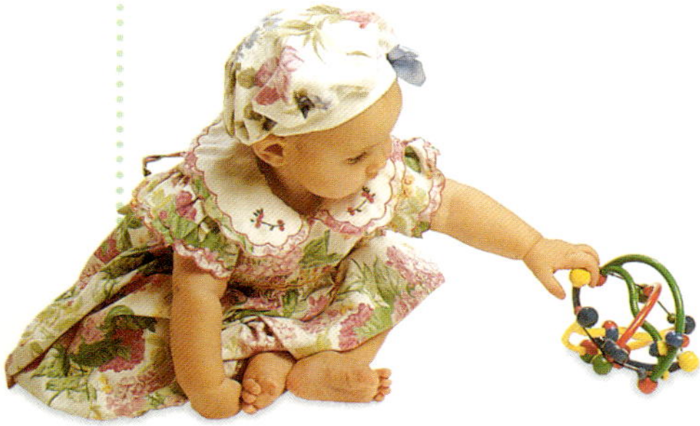

▲ Bei diesem Kind, das die Hand nach seinem Spielzeug ausstreckt, bilden Kopf, Nacken und Rücken eine gerade Linie. Die Kleine beugt sich aus den Hüftgelenken heraus nach vorn, um auf ihre Rassel hinabzuschauen.

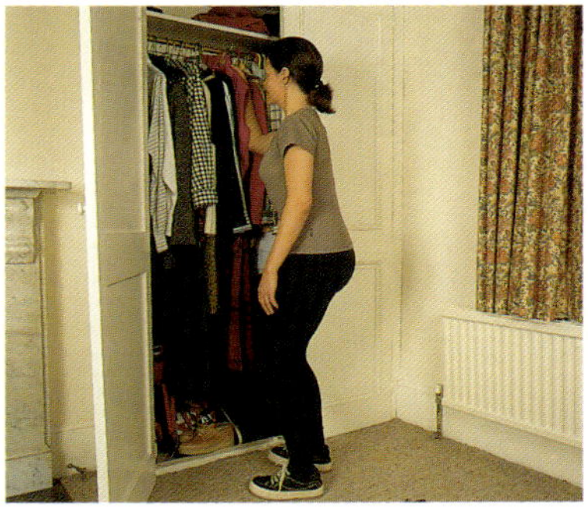

▲ Diese Frau läßt beim Griff in den Kleiderschrank ihre Arme vom Rücken stützen und bewahrt sich ihre gerade Linie.

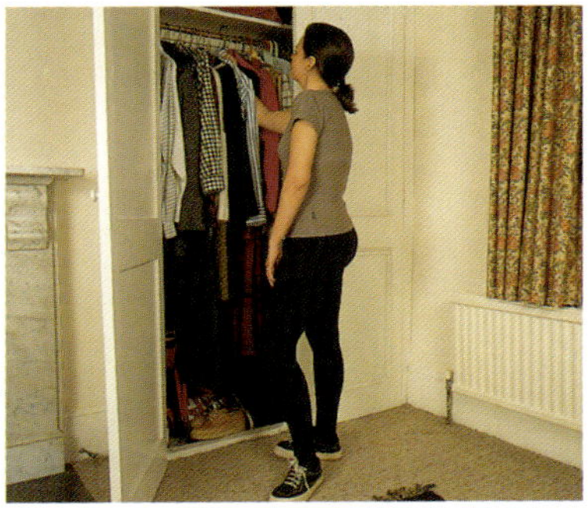

▲ Diese Frau zieht den Kopf nach hinten und verdreht dabei gleichzeitig ihren Rumpf. Ihr Körpergewicht ruht auf der rechten Hüfte, was das Gleichgewicht beeinträchtigt.

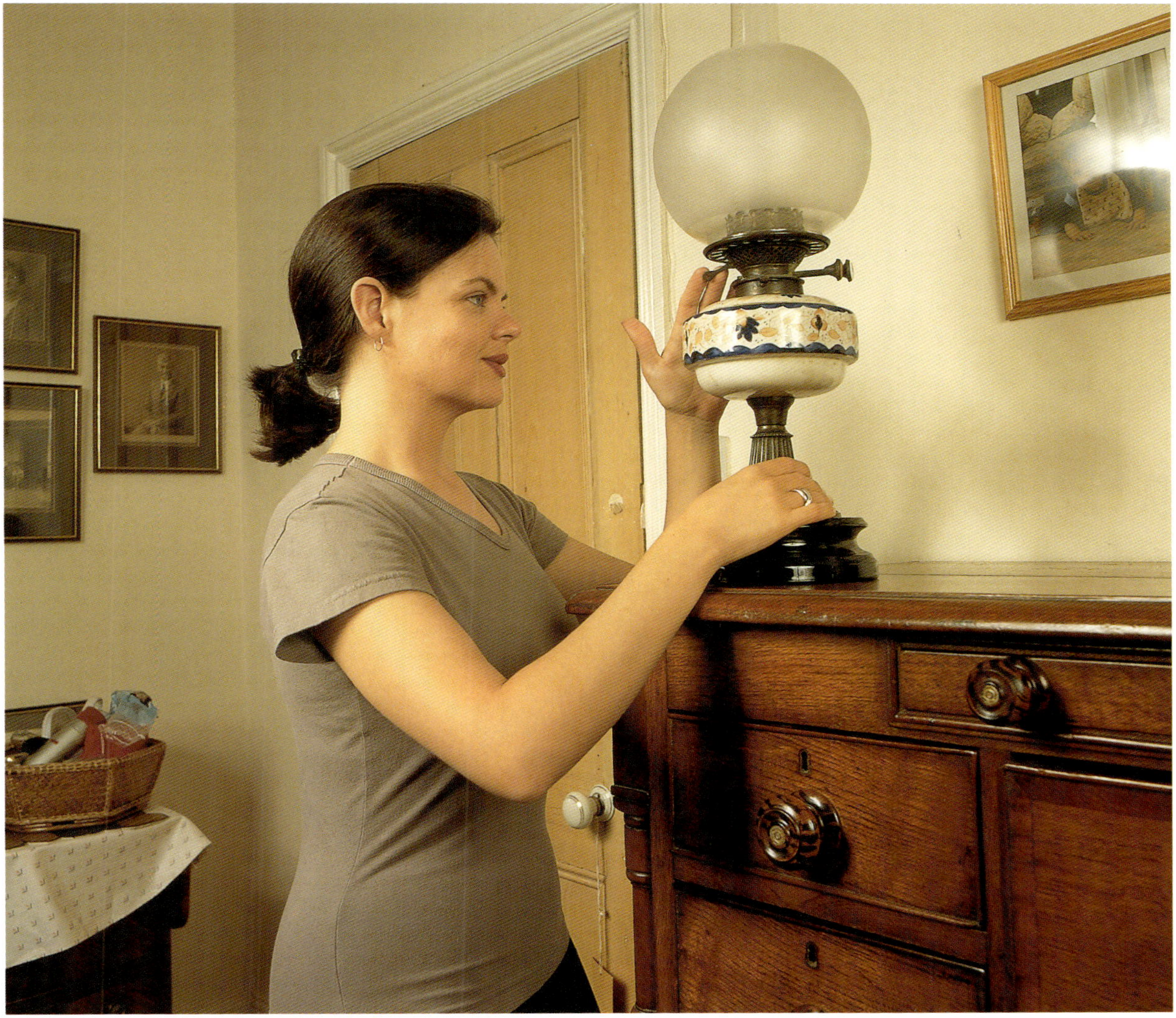

▲ Achten Sie darauf, wie diese Frau dasteht: Ihre Arme haben einen guten Kontakt zu Schulterblättern und Rücken. Sie hält die Lampe, ohne ihre Arme und Handgelenke übermäßig anzuspannen.

Bücken oder „Affe“

Die Position, die man als „Affe“ bezeichnet, ermöglicht uns einen größeren Bewegungsspielraum bei unseren täglichen Aktivitäten. Sie ist eine gute Hilfe, wenn wir aus dem Stehen in eine sitzende oder hockende Position übergehen wollen, und hilft uns auch beim Heben von Gegenständen, bei der Schreibtischarbeit, beim Waschen, Bügeln und bei Sportarten wie Skifahren oder Golf. Bei der „Affen“-Position wird die Beziehung zwischen Kopf, Nacken und Rücken berücksichtigt.

Dabei geht der Kopf nach vorn und oben. Die Knie werden über den Füßen nach vorn und außen geschoben, um ein Gegengewicht zum Gesäß zu bilden, das sich über die Fersen hinweg nach hinten streckt. So können die Arme sich frei bewegen.

Wenn Sie in die „Affen“-Position gehen, vergessen Sie nicht, in Gedanken Ihre Primäranweisungen zu rekapitulieren. Es ist wichtig, wach und aufmerksam zu sein und nicht den Blick zu fixieren oder den Atem anzuhalten.

Stellen Sie sich zunächst hin. Ihre Beine sind hüftbreit auseinander, und die Füße zeigen leicht nach außen. Ihr Gewicht sollte gleichmäßig verteilt sein – weder zu weit vorn noch zu weit hinten auf den Füßen. Um nun in die „Affen“-Position zu gehen, beugen Sie Ihre Knie leicht über den Füßen und neigen sich gleichzeitig aus den Hüftgelenken heraus nach vorn. Achten Sie dabei darauf, daß Kopf, Nacken und Rücken eine gerade Linie bilden. Sacken Sie nicht in sich zusammen!

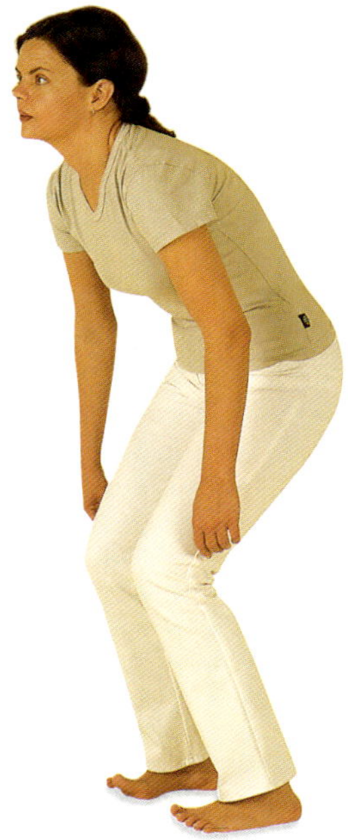

▲ Wenn Sie in die „Affen“-Haltung gehen, ziehen Sie den Kopf nicht nach hinten und unten in die Wirbelsäule hinein. Achten Sie darauf, wie diese Frau ihre Schultern krümmt und ihre Knie einwärts biegt!

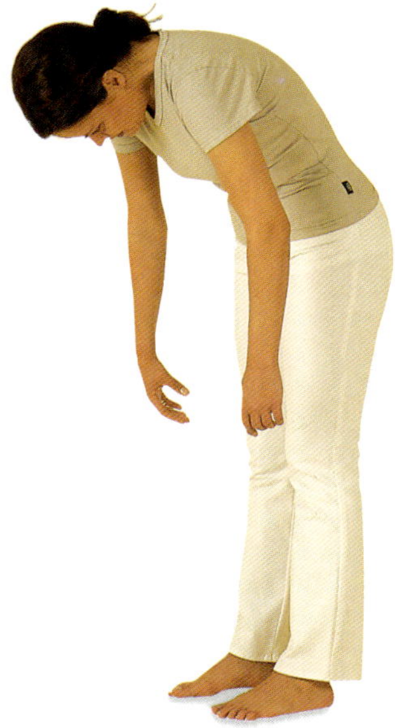

▲ Diese Frau beugt die Knie nicht, während sie sich nach vorn neigt. Ihr Rücken krümmt sich über der Taille, die Beine sind gerade, die Knie durchgedrückt.

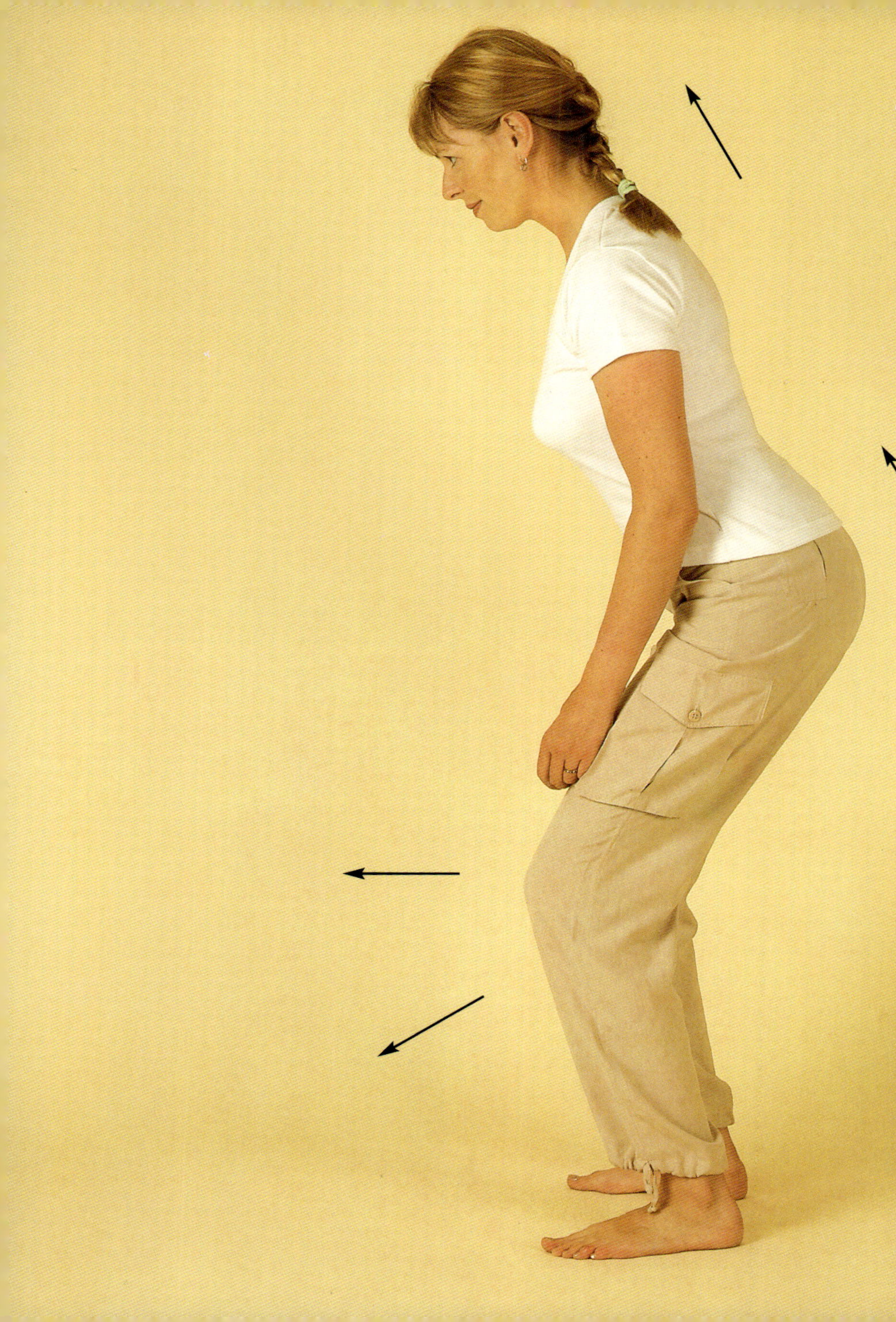

Diese Frau steht in der richtigen „Affen“-Haltung da: Kopf, Nacken und Rücken bilden eine gerade Linie. Die Knie sind gebeugt und zeigen leicht nach außen.

BÜCKEN ODER „AFFE“ IN ALLTAGSSITUATIONEN

In Situationen des täglichen Lebens ist es wichtig, erst einmal kurz innezuhalten, ehe Sie reagieren. So können Sie eine Haltung einnehmen, in der Sie Ihren Körper richtig gebrauchen.
Je bewußter Sie reagieren, um so besser wird es Ihnen gelingen, die Lockerung und Entspannung der Muskeln in Ihrem ganzen System zu fördern. Und je ausgeglichener Sie innerlich sind, um so leichter wird es Ihnen fallen, die Prinzipien dieser Technik anzuwenden. Die folgenden Fotos veranschaulichen, wie der „Affe“ Ihnen helfen kann, sich einen guten Gebrauch Ihres Körpers zu bewahren.

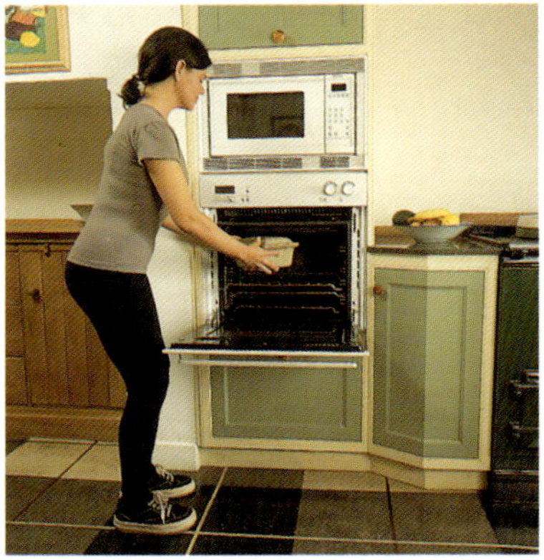

▲ Der Rücken dieser Frau bildet eine gerade Linie. Achten Sie darauf, wie sie ihre Gelenke einsetzt und ihre Arme sich beim Herausnehmen des Geschirrs weiten.

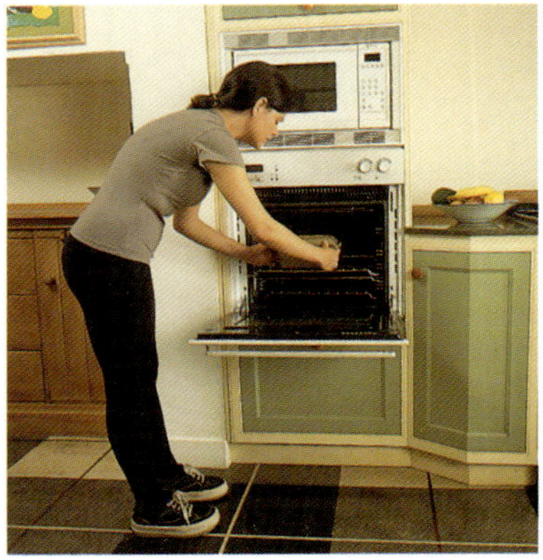

▲ Hier zieht die Frau ihren Kopf nach hinten. Ihr Rücken ist gekrümmt, die Knie sind durchgedrückt, die Arme angespannt.

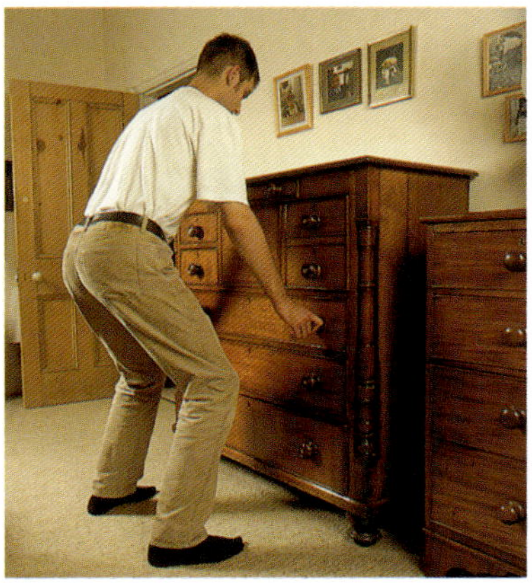

◀ Dieser Mann setzt seinen gesamten Rücken richtig ein. Sein Gewicht verlagert sich nach hinten auf die Fersen; die Knie gehen über den Füßen nach vorn und auseinander.

▶ Hier zieht der Mann den Kopf nach hinten, krümmt den Rücken und verkrampft seine Arme.

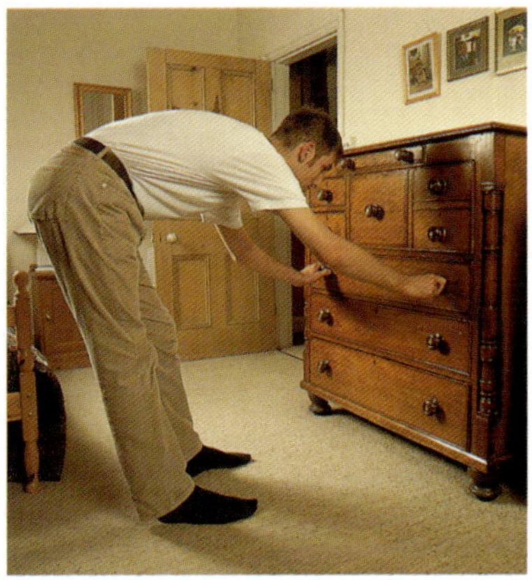

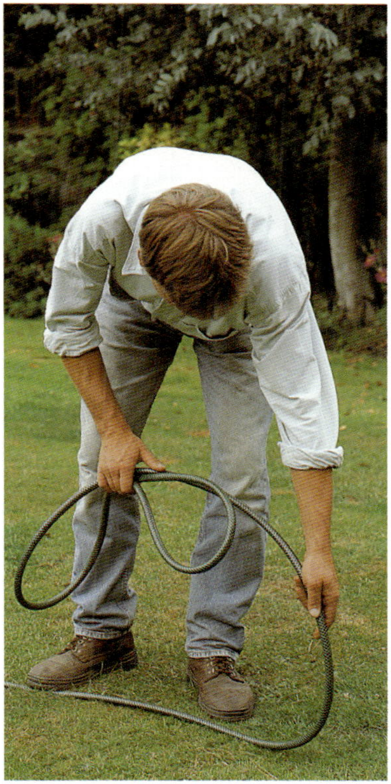

▲ Inkorrekter Ablauf: Der Mann sackt aus der Taille heraus in sich zusammen, während er sich nach dem Gartenschlauch bückt. Seine Schultern sind gebeugt; er zieht den Kopf nach hinten.

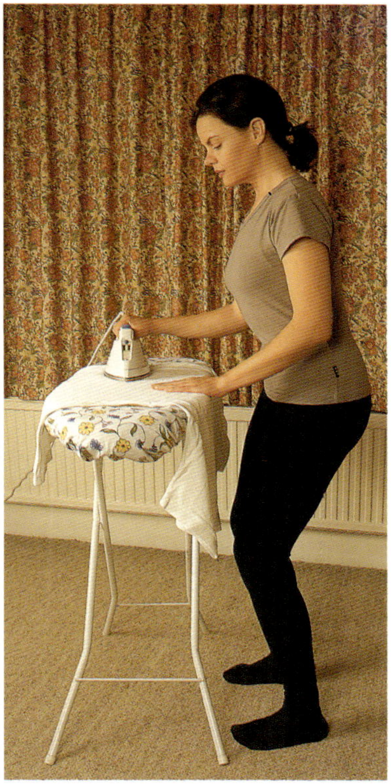

▲ Korrekter Ablauf: Die bügelnde Frau steht gut ausbalanciert und in gerader Haltung da. Ihr Handgelenk, der Arm und die Hand, die das Bügeleisen hält, sind frei und unbehindert. Gleichzeitig weitet sie sich zwischen den Oberarmen.

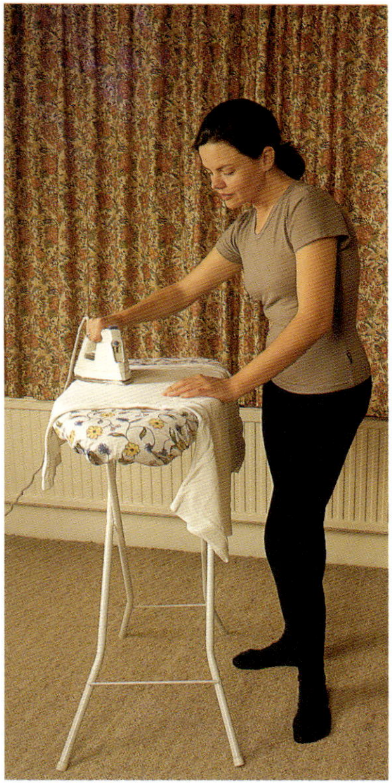

▲ Dieses Foto zeigt den gleichen Ablauf, aber diesmal inkorrekt: Die Frau verdreht ihren Körper nach rechts. Hand und Arm sind verkrampft.

„Affe im Sprungansatz“

Der Ablauf „Affe im Sprungansatz“ ist ähnlich wie die „Affen“-Haltung: Auch hier schieben sich die Knie nach vorn und auseinander, und der Rumpf wird aus den Hüftgelenken heraus leicht nach vorn geneigt. Ein Fuß steht hinter dem anderen. Die Beine sind genau hüftbreit auseinander, so daß das Gewicht Ihrer oberen Körperhälfte auf dem vorderen oder hinteren Bein ruhen kann, je nachdem, wie es für Sie gerade am praktischsten ist. Auf diese Weise verlagert Ihr Gewicht sich je nach der Aktivität, die Sie gerade ausführen, entweder nach vorn oder nach hinten.

Der „Affe im Sprungsansatz“ ist äußerst hilfreich, wenn Sie etwas Schweres vom Boden aufheben oder Gegenstände von einer Seite einer Arbeitsfläche auf die andere räumen müssen wie beispielsweise beim Kochen, aber auch wenn Sie etwas schieben oder ziehen.

Wenn Sie in die Position „Affe im Sprungansatz“ gehen, denken Sie unbedingt daran, Kopf, Nacken und Rücken in einer geraden Linie zu halten. Die Beine stehen hüftbreit auseinander. Die Arme hängen frei an beiden Seiten des Rumpfes herab. Nun können Sie Ihr Gewicht entweder nach rechts auf den rechten Fuß oder nach links verlagern, je nachdem, wie die Situation es erfordert.

Treten Sie mit dem linken Fuß einen Schritt nach vorn; er zeigt dabei leicht nach außen. Dann beugen Sie das linke Knie, so daß Ihr Gewicht sich auf den vorderen Fuß verlagert. Das rechte Knie ist ebenso wie Ihr Oberkörper leicht gebeugt. Denken Sie daran, sich zwischen den Oberarmen und im Schultergürtel zu weiten, und achten Sie darauf, daß Ihre Arme sich nicht versteifen und frei bewegen können, falls es notwendig sein sollte. Um wieder auf das hintere Bein zurückzukommen, verlagern Sie Ihr Körpergewicht langsam vom linken Bein zurück auf das rechte. Achten Sie dabei darauf, daß Ihr Körper sich in einer ununterbrochenen, geschmeidigen Bewegung in einer einzigen Ebene rückwärts bewegt.

Sie können Ihr Gewicht vom vorderen Bein auf das hintere verlagern, indem Sie sich entweder nach hinten und oben oder nach hinten und unten und dann wieder nach oben bewegen, je nachdem, in welcher Höhe sich der Gegenstand befindet, den Sie erreichen möchten.

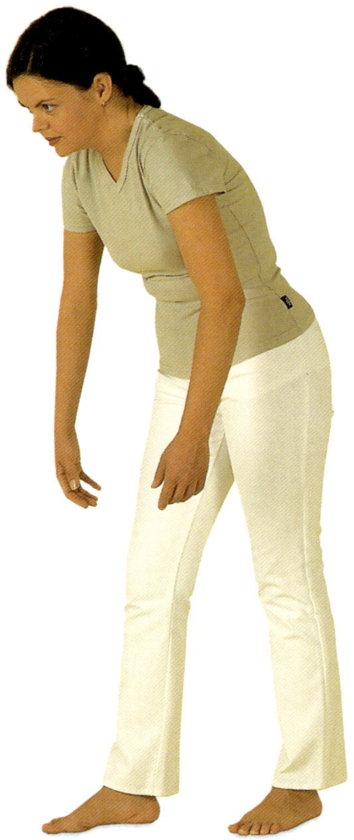

▲ Achten Sie darauf, wie diese Frau oberhalb der Taille in sich zusammengesackt ist. Ihre Schultern sind gebeugt, die Beine gerade und die Knie durchgedrückt. So entsteht Spannung.

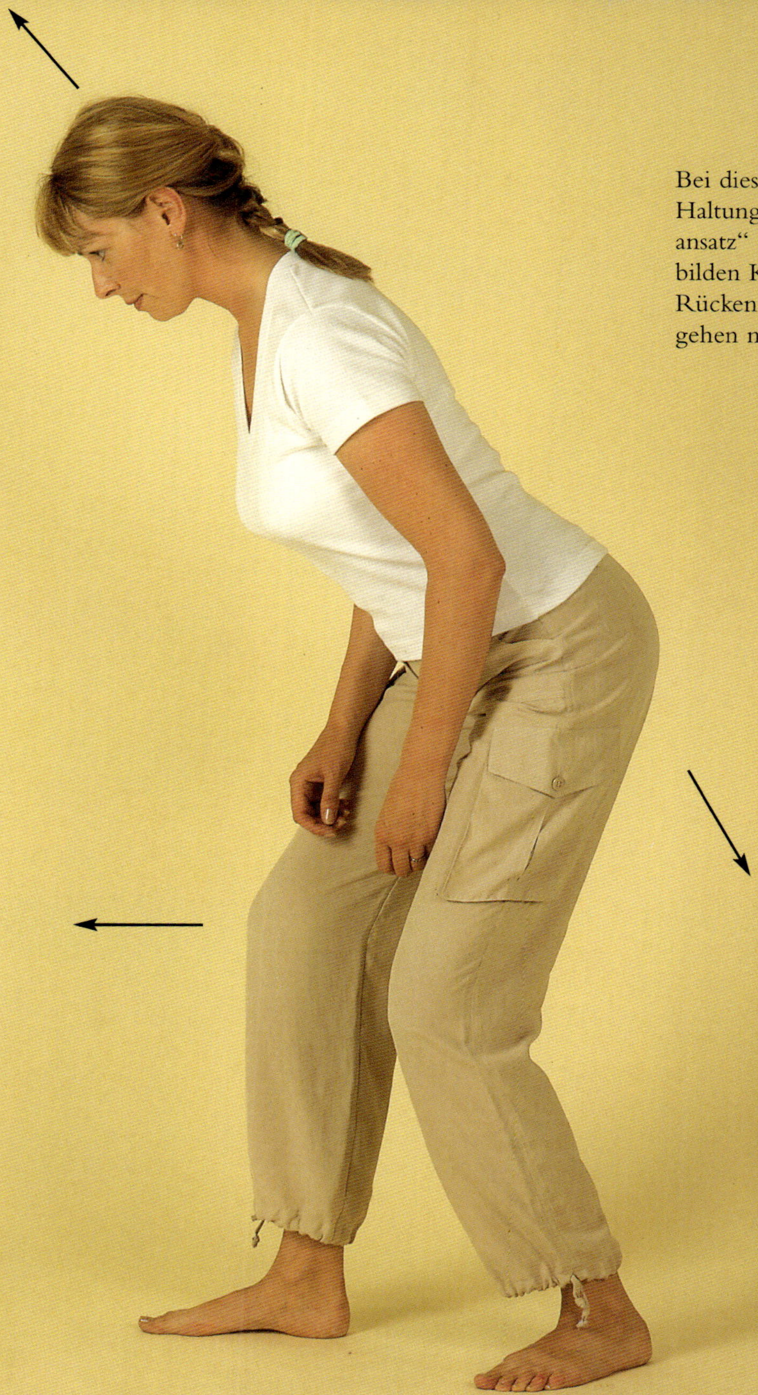

Bei dieser Frau, die die Haltung „Affe im Sprungansatz“ eingenommen hat, bilden Kopf, Nacken und Rücken eine Linie. Ihre Knie gehen nach vorn und außen.

„Affe im Sprungansatz“ in Alltagssituationen

Genau wie der „Affe“ ermöglicht Ihnen auch der „Affe im Sprungansatz“ mehr Flexibilität und einen größeren Bewegungsspielraum bei ihren Aktivitäten im täglichen Leben. So können Sie Ihre Umgebung an Ihre Bedürfnisse anpassen statt umgekehrt: Sie können sich auf die gleiche Höhe begeben wie die Flächen, an denen Sie arbeiten müssen.

Der „Affe im Sprungansatz“ bietet Ihnen viele Möglichkeiten, vom Staubsaugen bis hin zum Autowaschen, und er eignet sich auch für Hausarbeiten wie beispielsweise das Bettenmachen.

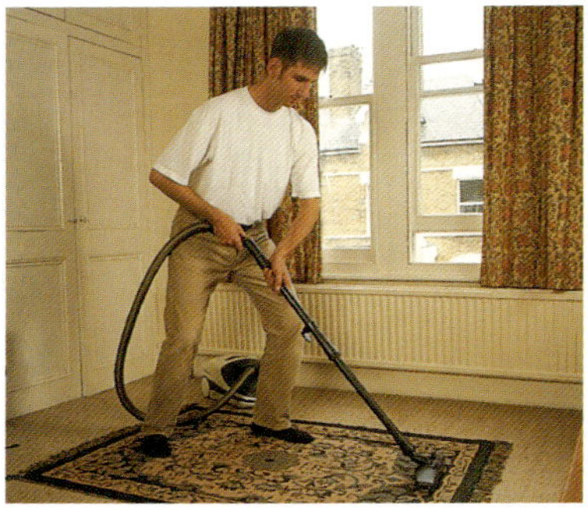

▲ Achten Sie darauf, wie dieser Mann den Staubsauger hält: Seine Haltung ist gerade; er neigt sich aus den Hüftgelenken heraus leicht nach vorn. Die Knie sind gebeugt. Ein Bein steht hinter dem anderen, so daß er sich nach vorn und nach hinten bewegen kann.

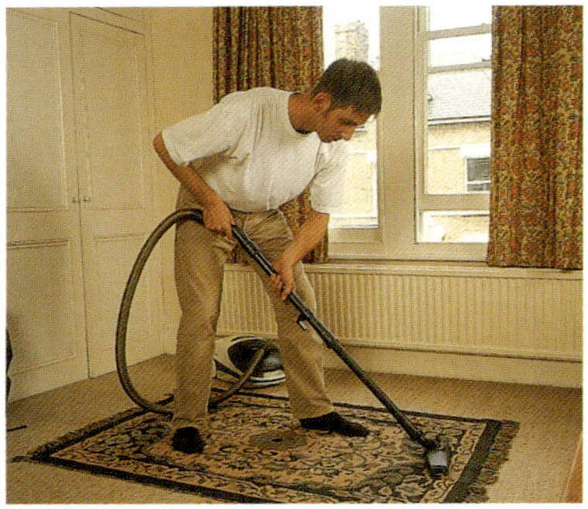

▲ Dieser Mann sackt über dem Staubsauger in sich zusammen. Bei ihm ist die gerade Linie zwischen Kopf, Nacken und Rücken verlorengegangen, und er setzt unnötig viel Kraft ein, um den Staubsaugergriff zu halten.

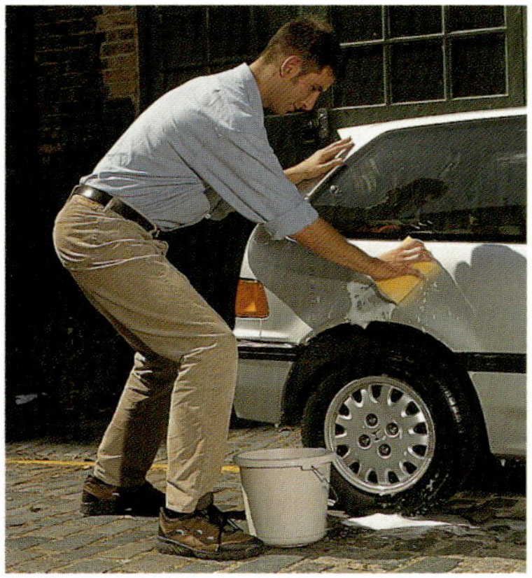

◀ Dieser Mann gebraucht seinen Körper beim Autowaschen so, daß seine gerade Linie erhalten bleibt. Er neigt sich nach vorn, was ihm einen größeren Bewegungsspielraum ermöglicht. Seine Arme sind frei und werden vom Rücken gestützt.

▶ Hier neigt sich der Mann aus der Taille heraus nach vorn. Seine Knie sind durchgedrückt; er zieht den Kopf nach hinten.

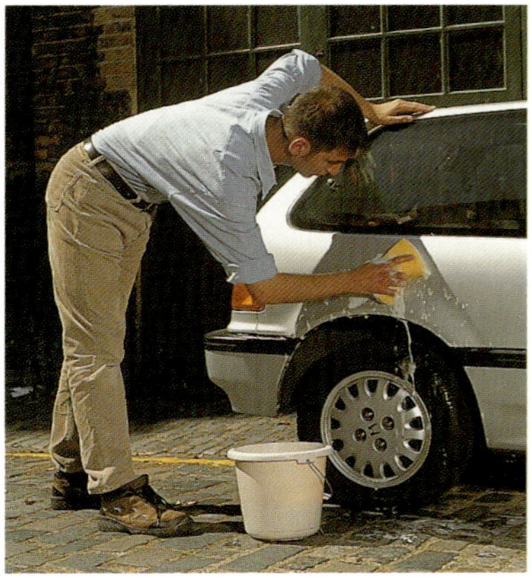

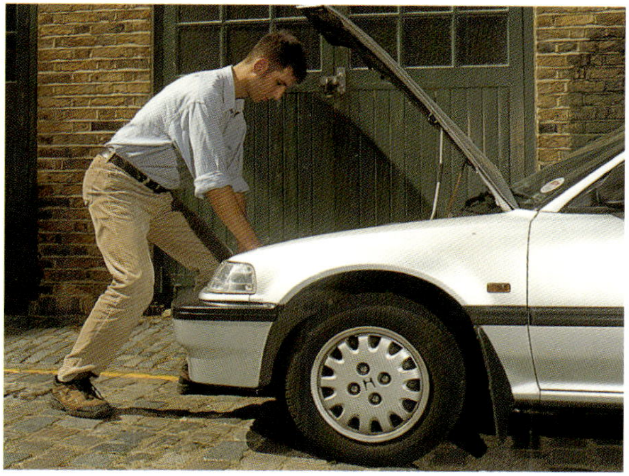

▲ Dieser Mann wird von seinem Rücken gestützt, während er den Motor seines Autos untersucht. Seine Knie sind gebeugt. So kann er sich viel flexibler an die Höhe seiner Arbeitsfläche anpassen.

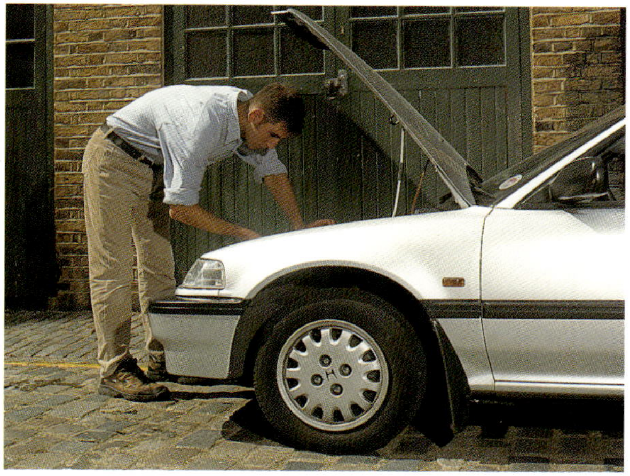

▲ Hier engt der Mann sich selbst ein. Er klappt oberhalb der Taille in eine horizontale Haltung und drückt die Knie durch. Damit schränkt er seine Bewegungsfreiheit ein.

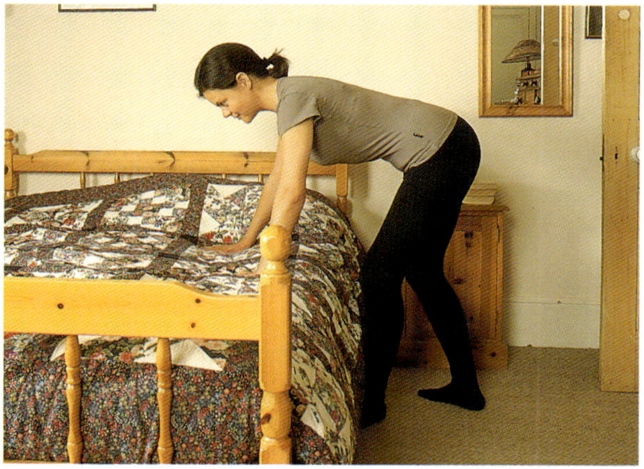

▲ Achten Sie darauf, wie diese Frau Kopf, Nacken und Rücken beim Bettenmachen in einer geraden Linie hält. Ihre Knie sind gebeugt, was ihr einen größeren Bewegungsspielraum ermöglicht.

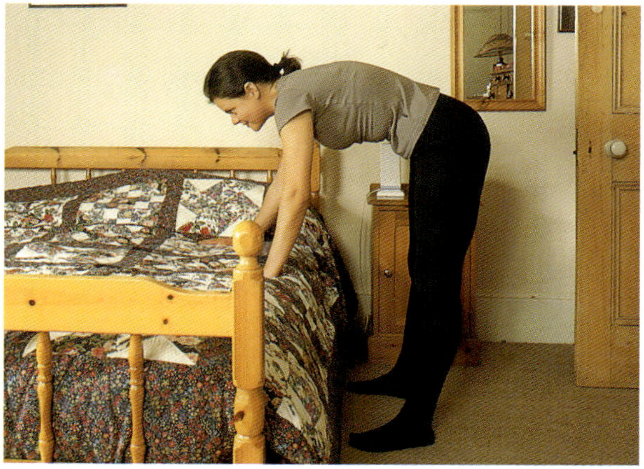

▲ Hier sackt die Frau oberhalb der Taille in eine gekrümmte Haltung. Ihre Knie sind durchgedrückt; sie zieht den Kopf nach hinten und unten zur Wirbelsäule hin.

Hocke oder Hocke im Sprungansatz

In den westlichen Ländern fällt es den meisten Menschen schwer, Alltagsaktivitäten in der Hocke auszuführen. Kleine Kinder haben kaum Probleme damit, doch sobald wir älter werden, geht uns diese Flexibilität verloren: Unsere Gelenke sind nicht mehr so beweglich.

Ein niedriger „Affe" oder eine halbe Hocke ist für einen Lehrer der Alexander-Technik die beste Methode, um seinem Schüler über mehrere Lernschritte hinweg das Hocken wieder beizubringen.

Folgen Sie, wenn Sie in die Hocke gehen, den gleichen Richtlinien wie beim „Affen", diesmal aber mit weiter auseinander stehenden Beinen. Achten Sie darauf, daß Ihre gerade Linie zwischen Kopf, Nacken und Rücken erhalten bleibt. Hüft-, Knie- und Sprunggelenke sind frei und locker. Wenn Sie tiefer in die Hocke gehen, werden sich Ihre Fersen vielleicht vom Boden abheben. Was die Technik angeht, ist das kein Problem, solange Sie trotzdem Ihr Gleichgewicht halten können. Gehen Sie grundsätzlich nur so tief in die Hocke, wie es für Sie bequem ist.

Die Hocke ist eine ausgesprochen nützliche Technik, wenn Sie etwas vom Boden aufheben oder aus einer unteren Schublade herausnehmen müssen oder wenn Sie ein Kind hochheben. Eine Alternative dazu ist die Hocke im Sprungansatz. Verfahren Sie dabei genauso wie beim „Affen im Sprungansatz", denken Sie aber daran, daß die Füße weiter auseinander stehen müssen.

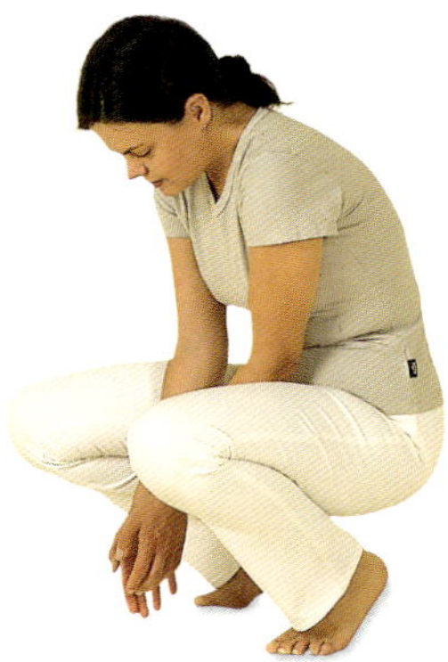

▲ Bei dieser Frau ist in der Hocke die gerade Linie zwischen Kopf, Nacken und Rücken verlorengegangen. Ihr Kopf ist nach unten gesunken, die Schultern sind gebeugt.

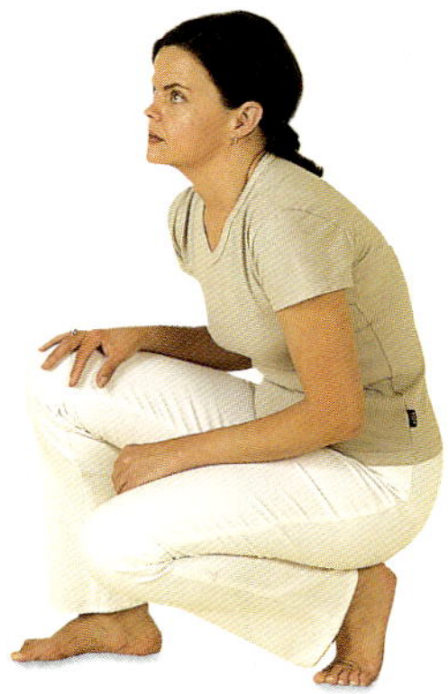

▲ Inkorrekte Hocke im Sprungansatz: Der Kopf ist stark nach hinten gezogen, die Schultern sind hochgeschoben und die Arme angespannt, obwohl ein Bein hinter dem anderen steht.

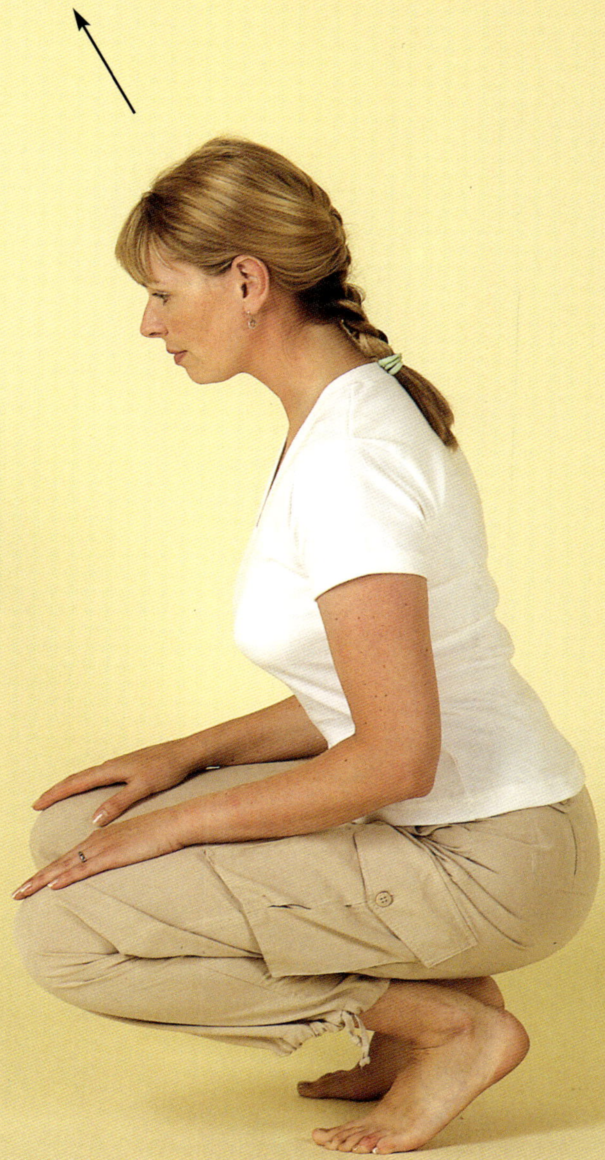

Das ist die korrekte Haltung: Kopf, Nacken und Rücken der Frau bilden eine Linie. Sie weitet ihre Schultern und die gesamte Körperregion zwischen den Oberarmen.

Hocke oder Hocke im Sprungansatz in Alltagssituationen

Sie werden leicht wieder in Ihre inkorrekten Körperhaltungen zurückfallen, sobald Sie sich mit den Anforderungen des täglichen Lebens auseinandersetzen. Das Aufheben von Gegenständen von niedrigen Flächen stellt in dieser Hinsicht keine Ausnahme dar. Zielgerichtetes Verhalten läßt sich nur schwer ausmerzen!

Noch einmal zur Erinnerung: Halten Sie erst einmal inne, und denken Sie nach, bevor Sie etwas tun, um nicht wieder in Ihre alten, vertrauten Muster zu verfallen – sich beispielsweise aus der Taille heraus nach unten zu bücken oder die Knie durchzudrücken.

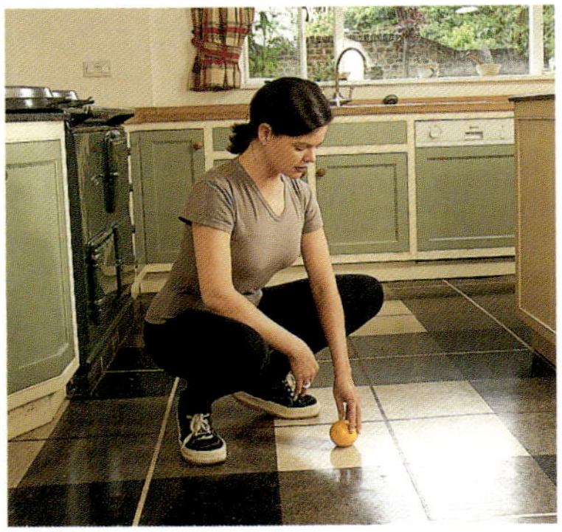

▲ Beim richtigen Hocken bilden Kopf, Nacken und Rücken eine Linie. Die Frau weitet sich zwischen den Oberarmen, so daß diese in den Rücken integriert sind.

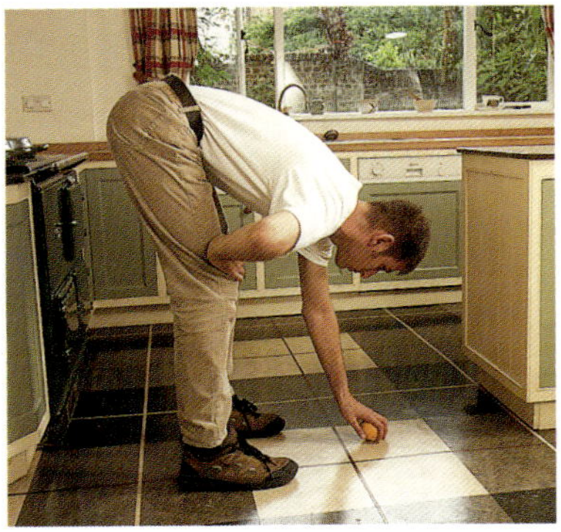

▲ So ist es nicht richtig: Achten Sie darauf, wie der Mann seinen Kopf nach hinten zieht und sich aus der Taille heraus nach unten bückt.

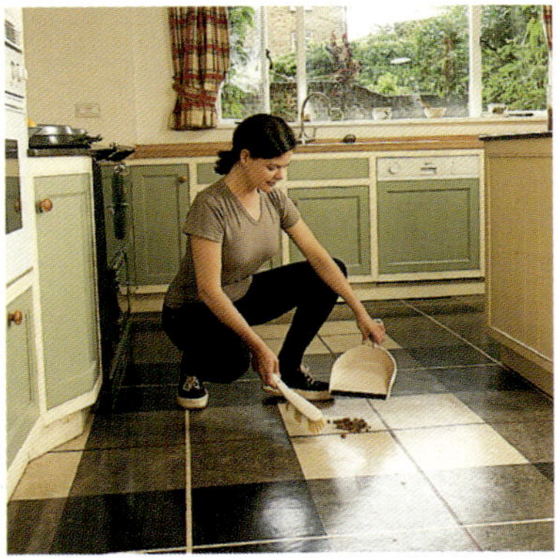

◀ Diese Frau hockt im Sprungansatz da, um etwas vom Boden aufzukehren. Sie hat den guten Gebrauch ihres Körpers beibehalten und ermöglicht sich einen maximalen Bewegungsspielraum.

▶ So sollte man den Boden nicht fegen: Dieser Mann schränkt seinen Bewegungsspielraum ein.

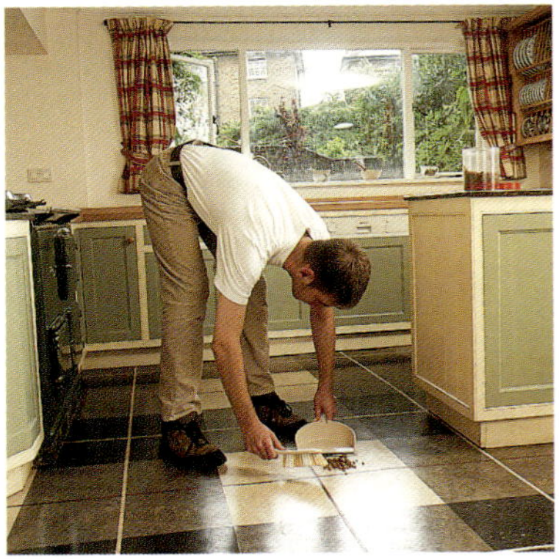

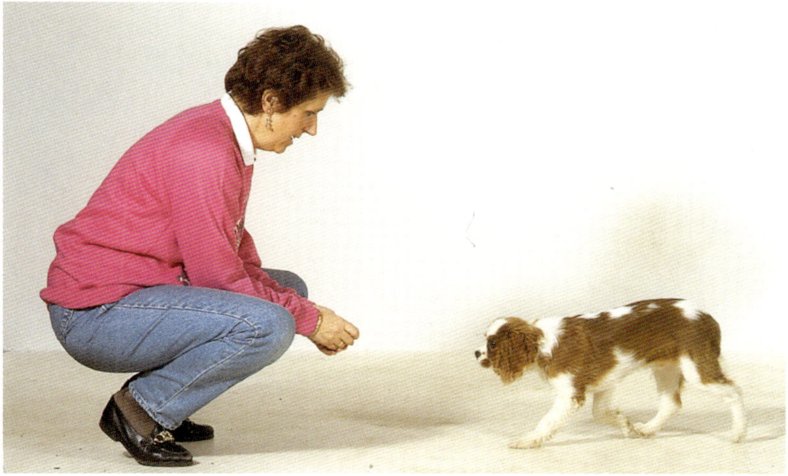

▲ Diese Frau behält in der Hocke ihre gerade Linie zwischen Kopf, Nacken und Rücken bei, während sie Blickkontakt zu dem jungen Hund herstellt, um ihn herbeizurufen.

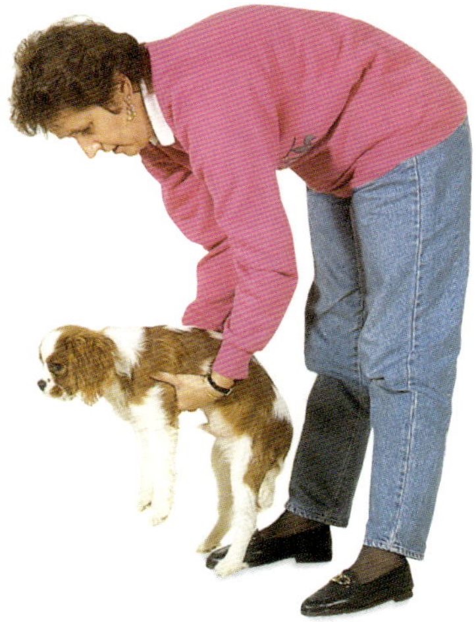

▲ Hier krümmt sich die Frau aus der Taille heraus, drückt die Knie durch und zieht den Kopf nach hinten.

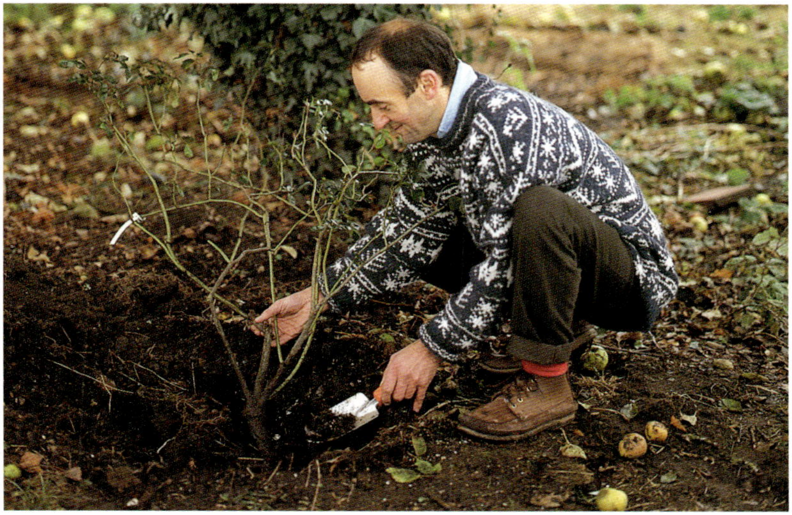

◀ Dieser Mann pflanzt in der Hocke einen Rosenstrauch in seinen Garten: Indem er sich auf die gleiche Höhe begibt wie die Pflanze, ermöglicht er sich einen größeren Bewegungsspielraum.

Auf allen Vieren

Stehen auf allen Vieren und Krabbeln sind sehr nützliche Abläufe, denn dabei längt und weitet sich der Rücken; außerdem fördert es die Koordination zwischen Kopf, Nacken, Rücken und Gliedmaßen.

▼ Wenn Sie auf allen Vieren stehen, denken Sie daran, Ihre gerade Linie zwischen Kopf, Nacken und Rücken beizubehalten. Ihr Gewicht sollte gleichmäßig zwischen Beinen und Armen verteilt sein. Drücken Sie die Arme nicht durch.

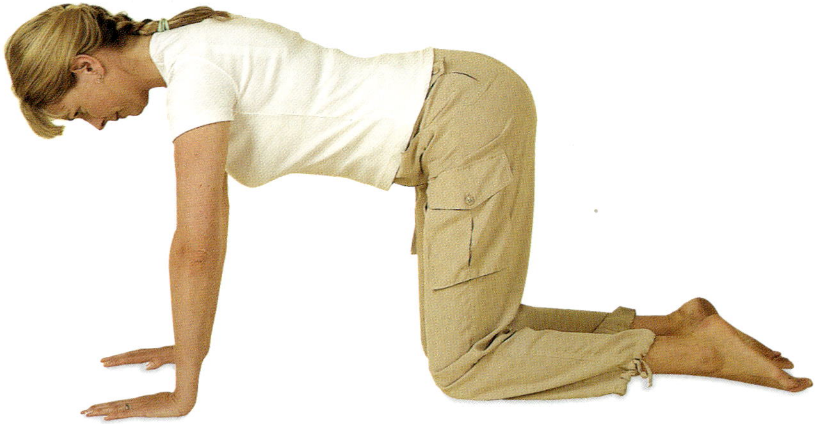

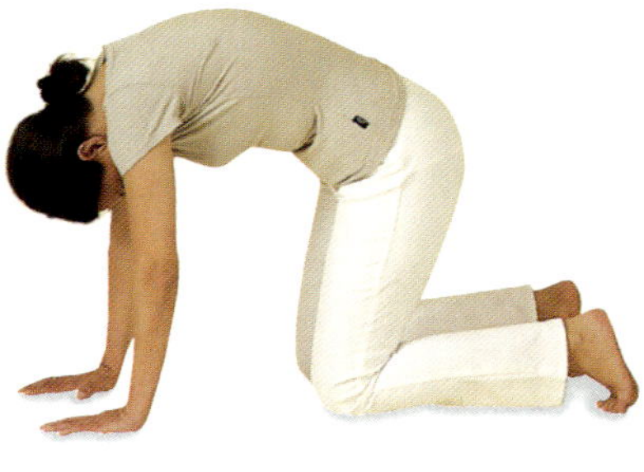

▲ Diese Frau krümmt ihren Rücken zu sehr und läßt den Kopf nach unten sinken. Ihre Zehenspitzen sind aufgestellt, was eine unnötige Spannung erzeugt.

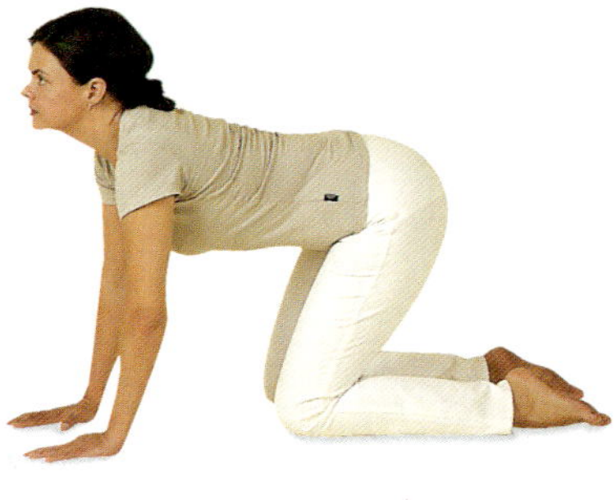

▲ Hier zieht die Frau den Kopf nach hinten und belastet so ihren Nacken unnötig.

Wenn Sie auf alle Viere gehen möchten, knien Sie zunächst nieder, stützen dann die Hände vor sich auf den Boden und gehen damit nach vorn, und zwar so, daß Ihr Kopf die Bewegung anführt und der Rumpf folgt. Legen Sie die Hände mit den Handflächen nach unten auf den Boden; die Arme sollten schulterbreit auseinander sein. Beine und Knie befinden sich unterhalb der Hüftgelenke. Erteilen Sie sich dabei Ihre Primäranweisungen.

Um aus dieser Position aufzustehen, gehen Sie mit den Händen wieder zurück und schieben dabei das Gesäß in Richtung Fersen. Sie können nun entweder aus dem Knien aufstehen oder in die Hocke gehen und dann die vorher bereits beschriebenen Bewegungsabläufe durchführen.

▶ Achten Sie einmal darauf, wie rasch und mühelos ein Baby im Zimmer umherkrabbelt!

Krabbeln

Für das Krabbeln gelten die gleichen Grundsätze wie für das Stehen auf allen Vieren. Denken Sie daran, Ihre Bewegungen mit dem Kopf anzuführen, während Sie jeweils einen Arm und das gegenüberliegende Bein vorwärtsschieben.

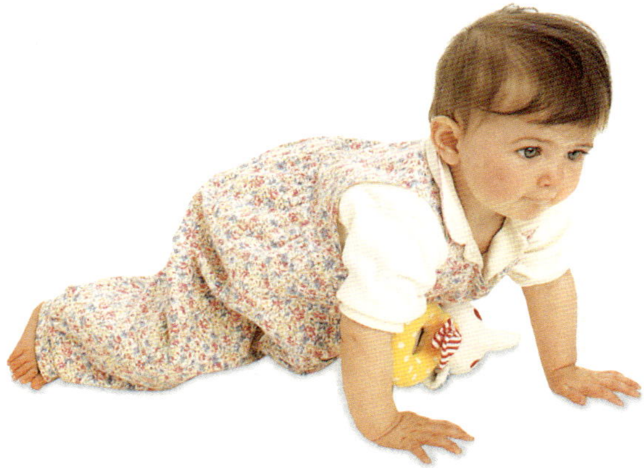

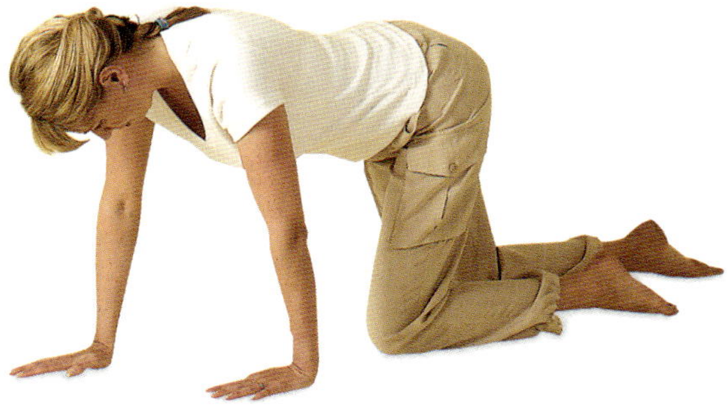

▲ Verengen Sie Ihre Fußstellung beim Krabbeln nicht, indem Sie die Knie zu nah zusammenschieben, denn dadurch verschmälert sich meist auch der Rücken.

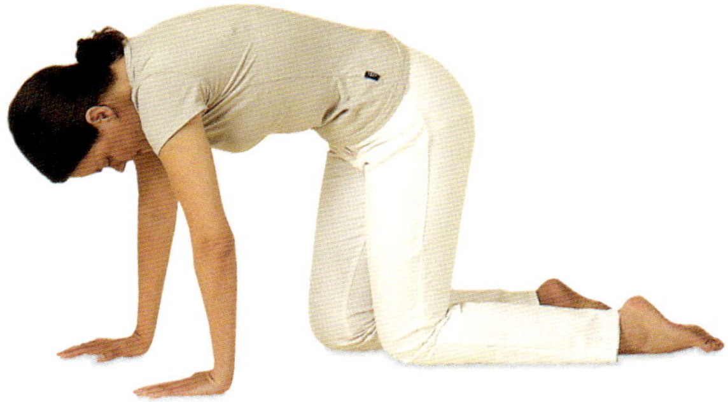

▲ Diese Frau läßt beim Krabbeln den Kopf nach unten sinken und krümmt ihre Schultern. Ihre Knie sind zu eng beieinander.

GEHEN

Wie alle anderen Aktivitäten sollte auch das Gehen bewußt gesteuert werden. Der Kopf führt, der Körper bildet eine gerade Linie, und die Beine folgen. Es ist wichtig, den Blick wach und aufmerksam in die Umgebung gerichtet zu halten; denn wenn wir uns zu sehr auf unser Inneres konzentrieren, schneiden wir uns von unserer Umwelt ab. Achten Sie darauf, keine Kleidung zu tragen, die Sie in Ihrer Bewegungsfreiheit einschränkt. Enge Hosen, Jeans oder Röcke beeinträchtigen die Atmung. Hochhackige Schuhe verführen dazu, ein Hohlkreuz zu machen, und verkürzen die Muskeln an der Hinterseite der Beine. Engen Sie Ihre Füße und Zehen nicht ein, indem Sie zu enge Schuhe tragen.

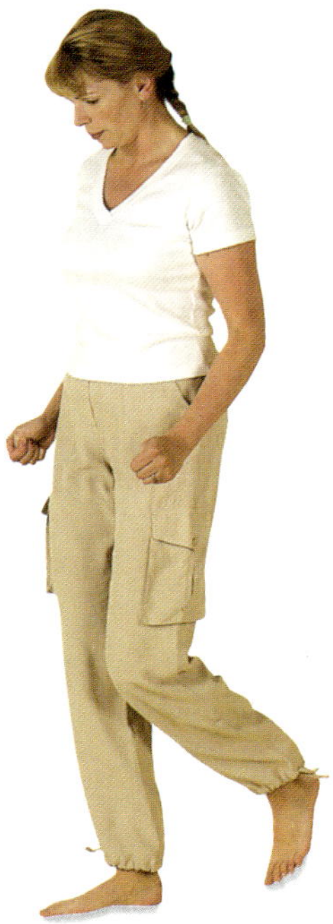

▲ Diese Frau zieht ihre Schultern hoch und hält die Arme krampfhaft am Körper. Sie hat den Kopf gesenkt und schaut nach unten statt nach vorn.

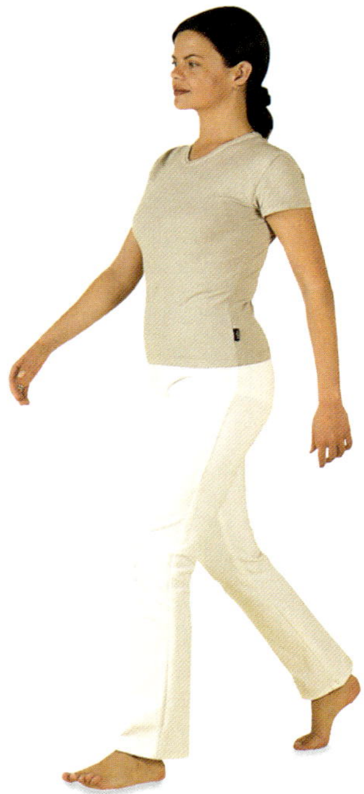

▲ So ist es richtig: Der Kopf führt die Bewegung an, und die Arme bewegen sich frei, so daß die Beine folgen können.

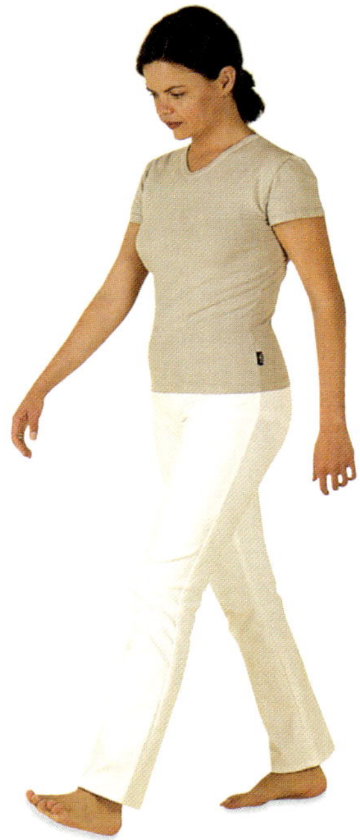

▲ Bei dieser Frau ist die gerade Linie zwischen Kopf, Nacken und Rücken verlorengegangen: Sie läßt den Kopf aus dem Nacken heraus nach unten sinken.

Treppensteigen

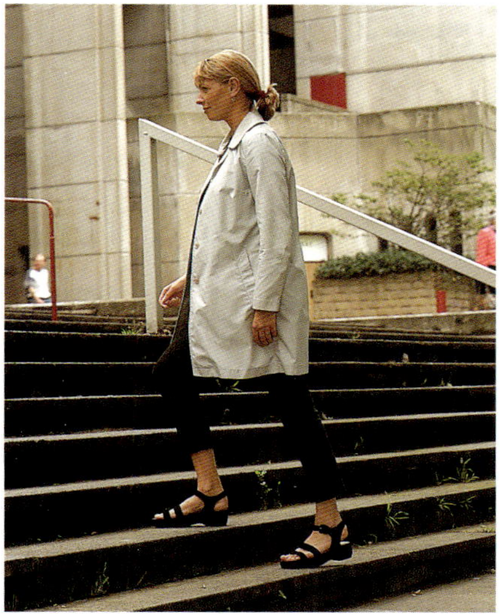

◀ Denken Sie an Ihre Primäranweisungen und daran, Ihren ganzen Körper zu längen. Führen Sie die Bewegung mit dem Kopf an; das treibt den Körper mit einem minimalen Energieeinsatz nach oben.

▶ Diese Frau geht gebeugt und schaut nach unten; auf diese Weise kostet es sie viel mehr Anstrengung, ihren Körper und ihre Beine zu bewegen.

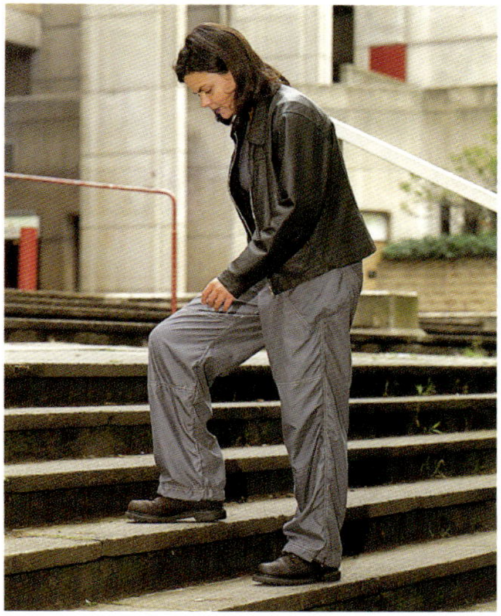

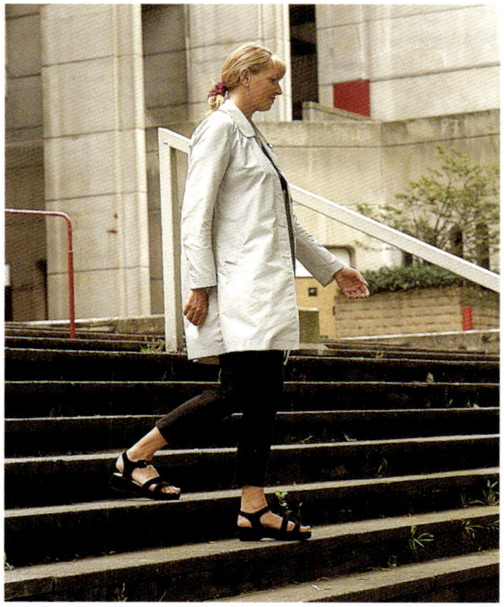

◀ Der Kopf dieser Frau ruht gut ausbalanciert auf ihrem Körper, und die Vorderseite ihres ganzen Rumpfes längt sich. So kann sie sich frei und ausgewogen bewegen.

▶ Die Frau schaut nach unten und sackt nach vorn in sich zusammen. Sie muß ihre Beine versteifen, um das Gleichgewicht nicht zu verlieren. Folglich braucht sie mehr Energie, um ihr System zu stützen.

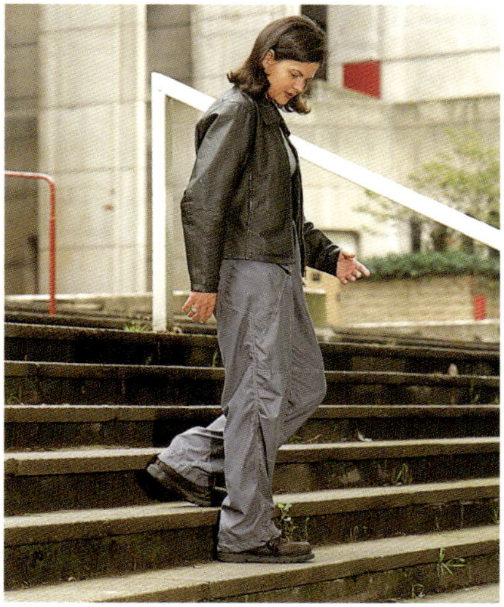

Heben von Gegenständen

Viele Rückenschmerzen entstehen durch das häufige Heben schwerer Gewichte. Um eine unnötige Belastung Ihres Rückens zu vermeiden, sollten Sie so nah wie möglich an der zu hebenden Last stehen, indem Sie Ihre Füße links und rechts davon plazieren. Denken Sie dabei an die gerade Linie zwischen Kopf, Nacken und Rücken. Gehen Sie so tief in die „Affe"- oder „Affe im Sprungansatz"-Position hinunter, wie es notwendig ist, um sich in die Hocke oder Hocke im Sprungansatz zu begeben (nähere Details dazu finden Sie in dem Abschnitt „Hocke oder Hocke im Sprungansatz"). Winkeln Sie die Arme an, so daß Ihre Ellbogen sich nah am Körper befinden. Denken Sie daran, sich zwischen den Oberarmen zu weiten, während Sie Ihre Hände an die Last legen und sie fest in den Händen halten, ohne sie jedoch zu umklammern oder Arme oder Handgelenke zu verkrampfen. Wenn Ihre Arme, Handgelenke oder Hände zu sehr angespannt sind, verlieren Sie den Kontakt zu Ihrem Kreuz.

▶ Sobald Sie die Last so nah an Ihren Körper gebracht haben, wie Sie können, gehen Sie aus der Hocke oder Hocke im Sprungansatz in die Position „Affe" oder „Affe im Sprungansatz" und stehen schließlich auf.

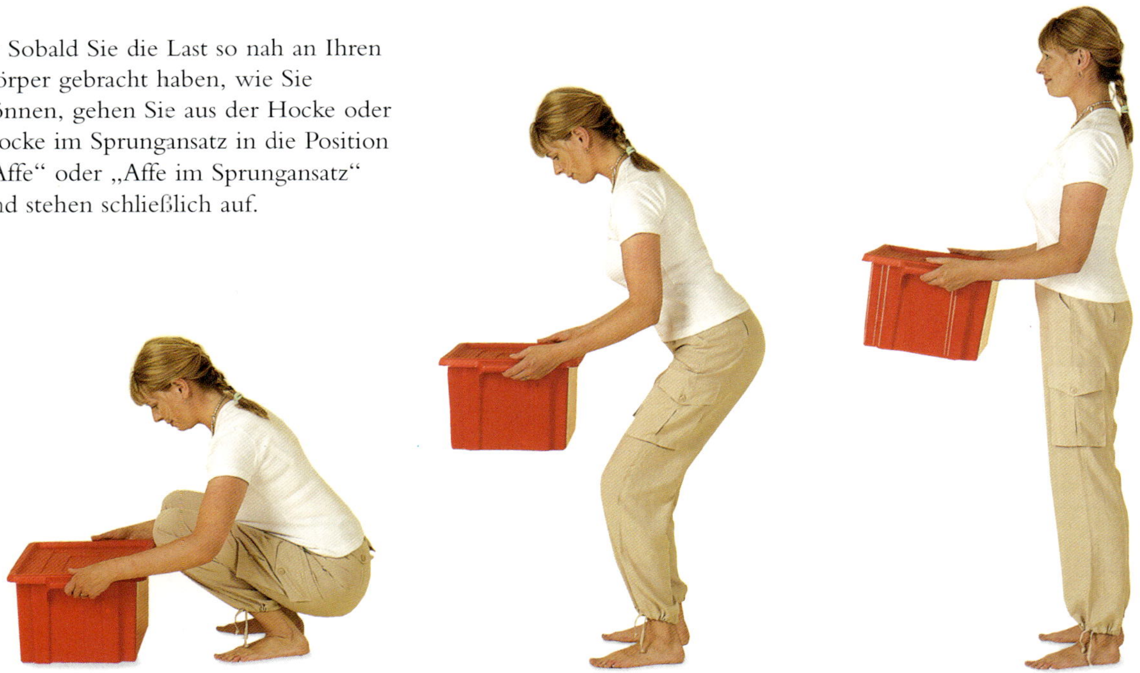

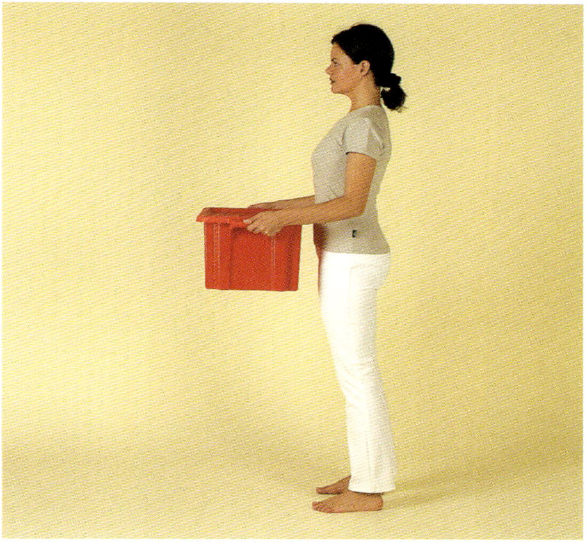

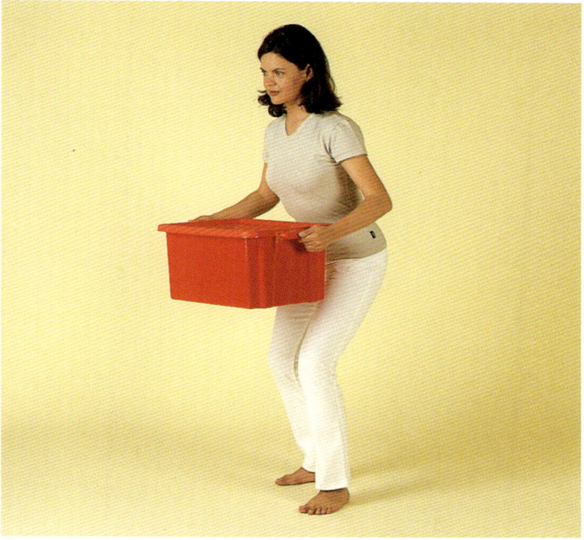

▲ Wenn Sie die Last wieder auf den Boden stellen möchten, kehren Sie den Bewegungsablauf um und wenden dabei die gleichen Prinzipien an. Achten Sie darauf, daß Kopf, Nacken und Rücken eine gerade Linie bilden und Ihre Arme frei und Ihre Hüften und Knie gebeugt sind.

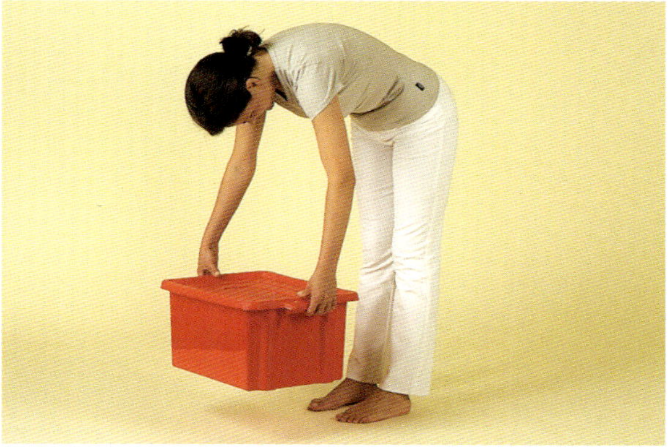

▲ Inkorrekt: Diese Frau läßt beim Absetzen ihrer Last den Kopf nach unten sinken, drückt die Knie durch und krümmt den Rücken.

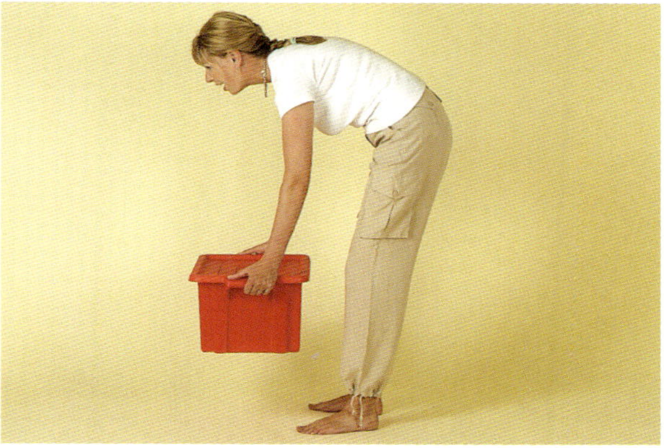

▲ Inkorrekt: Diese Frau versteift beim Anheben ihrer Last die Arme, krümmt den Rücken und zieht den Kopf nach hinten.

Tragen

Halten Sie beim Tragen von Einkaufstaschen oder Gepäckstücken nicht alles in einer Hand; denn dadurch ziehen Sie Ihren Körper an einer Seite herunter. Denken Sie daran, das Gewicht gleichmäßig auf beide Arme zu verteilen. Versteifen Sie die Arme nicht, verengen Sie sich nicht zwischen Ihren Oberarmen und gehen Sie auch nicht gebeugt (vergleiche hierzu auch die Abschnitte „Gehen“ und „Stehen“).

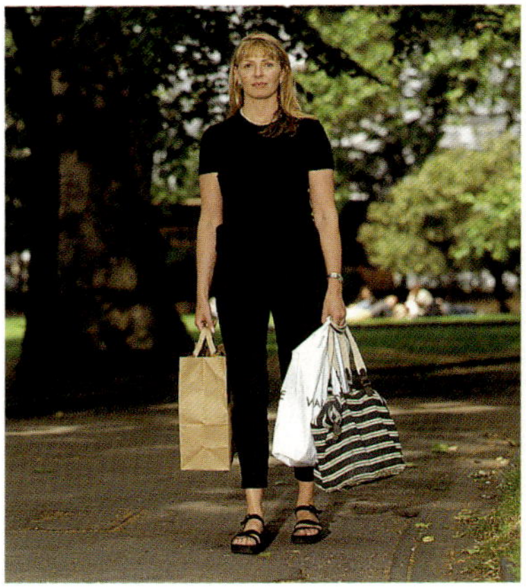

▲ Diese Frau trägt ihre Einkaufstaschen so, daß sie gleichmäßig auf beiden Seiten verteilt sind.

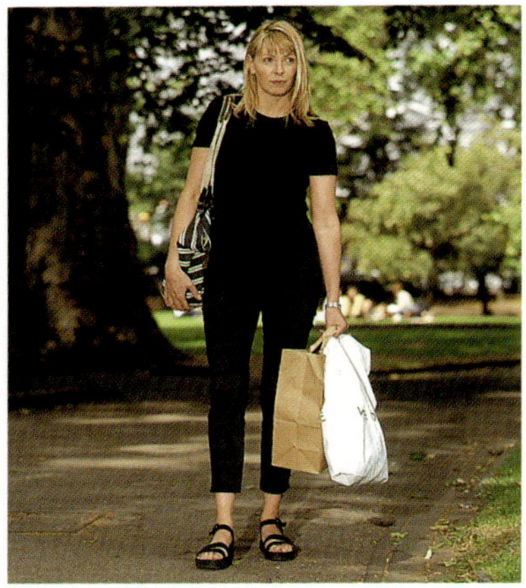

▲ Auf diesem Foto trägt die Frau alle Einkaufstaschen in einer Hand. So entsteht ein Ungleichgewicht, das ihren Körper nach links hinunterzieht. Gleichzeitig zieht sie die rechte Schulter hoch, damit ihre Handtasche nicht hinunterrutscht.

▼ Dieser Mann hält beim Tragen der Aktentasche seinen Körper in einer geraden Linie.

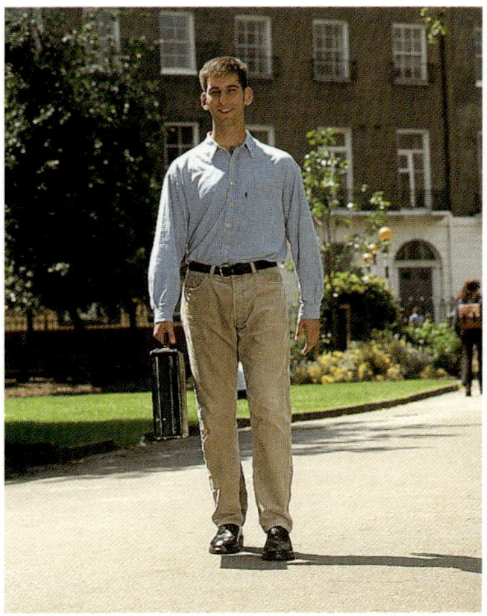

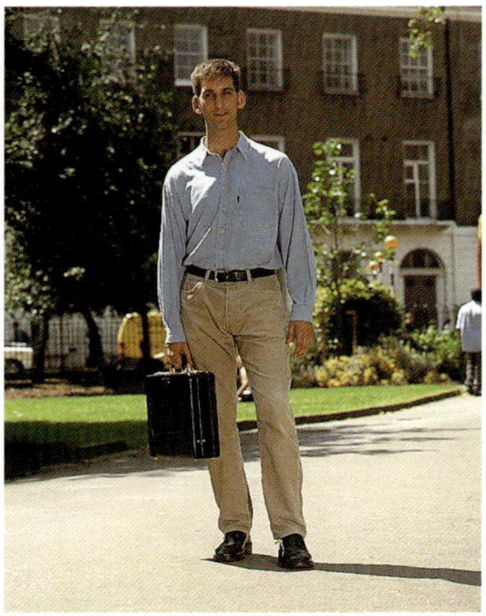

◀ Hier zieht der Mann seinen Körper nach rechts hinunter. Seine Schultern sind nicht mehr parallel zueinander. Beim Halten der Aktentasche entsteht eine unnötige Spannung in seinen Armen.

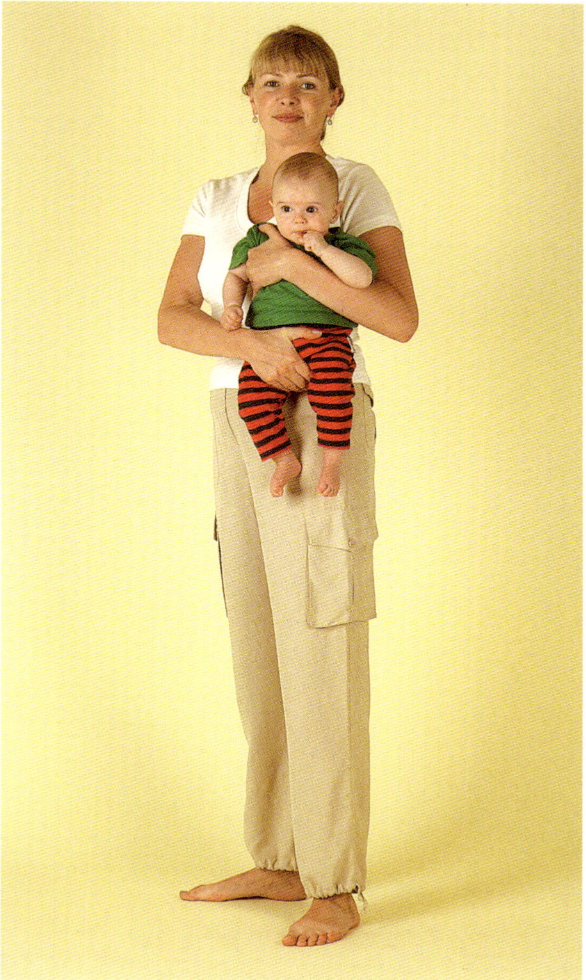

▲ Bei dieser Mutter, die ihr Kind trägt, ist das Körpergewicht gleichmäßig verteilt. Sie hält das Kind nah an ihrem Körper und bietet seinem Ober- und Unterkörper eine sichere Stütze.

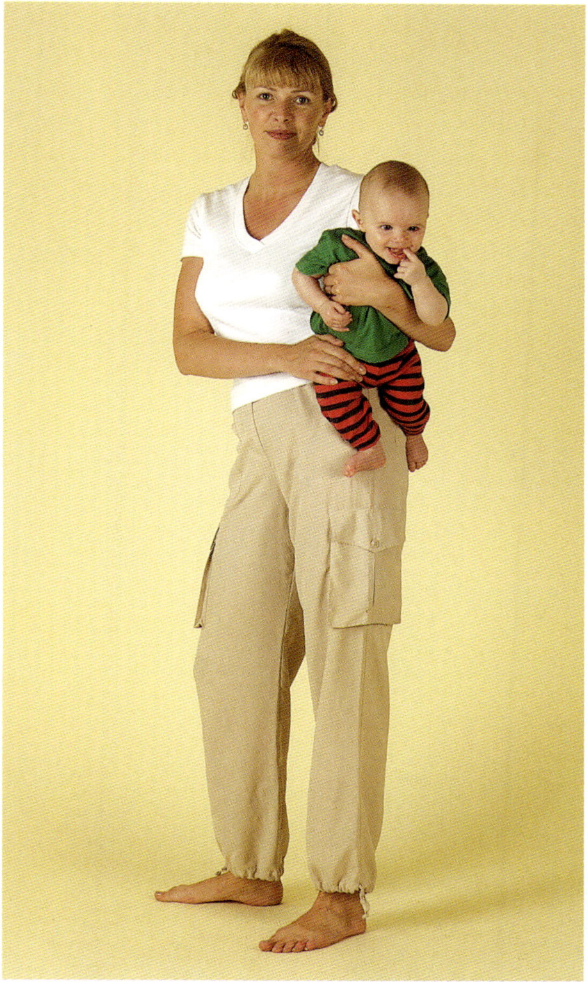

▲ Diese Frau trägt ihr Kind auf der Hüfte. Bei ihr ist die gerade Haltung verlorengegangen. Sie hat ihr Gewicht ungleichmäßig auf eine Hüfte verlagert, was Anspannung erzeugt.

Lesen und Schreiben

Ehe Sie zu lesen beginnen, sollten Sie erst einmal in aller Ruhe darüber nachdenken, in welcher Position Sie sitzen möchten, damit Ihr Körper nicht in sich zusammensackt – was sehr leicht passiert, vor allem in einem Sessel oder Sofa. Es besteht auch die Gefahr, daß Sie sich ganz in Ihre Lektüre vertiefen und darüber Ihre Haltung vergessen. Durch lange Zeiten der Unbeweglichkeit kann unnötige Spannung und ein Gefühl der Unbequemlichkeit in Ihrem Körper entstehen.

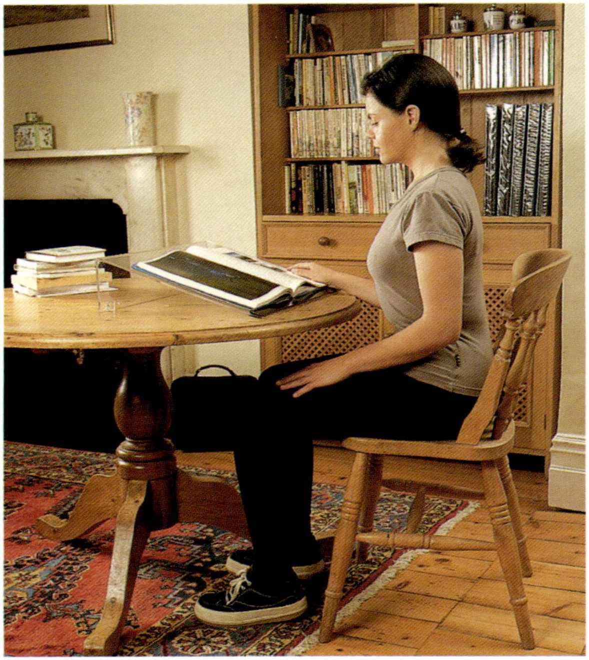

▲ Beim Lesen ist es ratsam, eine schräge Unterlage zu verwenden, damit Sie sich nicht über Ihren Tisch oder Schreibtisch beugen. Als Büroangestellte ihre Hauptbücher noch von Hand schreiben mußten, arbeiteten sie an schräg geneigten Schreibtischen. Legen Sie zwischendurch immer wieder kurze Pausen ein, damit sich nicht Ihr ganzer Körper versteift.

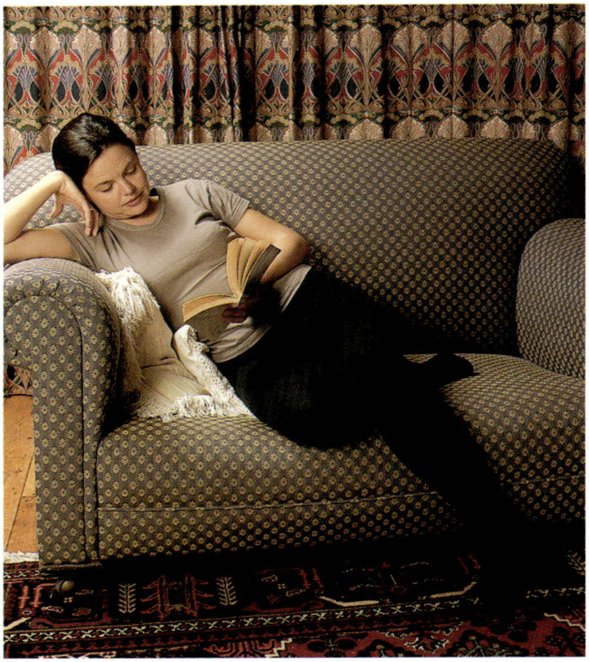

▲ Beachten Sie, wie diese Frau ihre gerade Ausrichtung und den Kontakt zu ihren Sitzbeinhöckern verloren hat. Sie stützt ihren Körper mit dem Arm ab und hat die Beine ineinander verschränkt, so daß sie ihr keinen Halt bieten.

Wenn Sie an einem Tisch oder Schreibtisch sitzen (vergleiche hierzu auch den Abschnitt „Sitzen"), stellen Sie Ihren Stuhl so hin, daß Sie Ihre Unterarme und Hände im rechten Winkel auf die Oberfläche des Tischs legen können. Wenn Ihr Stuhl zu nah am Tisch steht, besteht die Gefahr, daß Sie die Schultern hochziehen, um Ihre Arme in die richtige Position bringen zu können. Und wenn Ihr Stuhl zu hoch ist, werden Sie wahrscheinlich eine gekrümmte Haltung einnehmen. Schlagen Sie die Beine nicht übereinander, und achten Sie darauf, daß Ihre Füße flach auf dem Boden stehen.

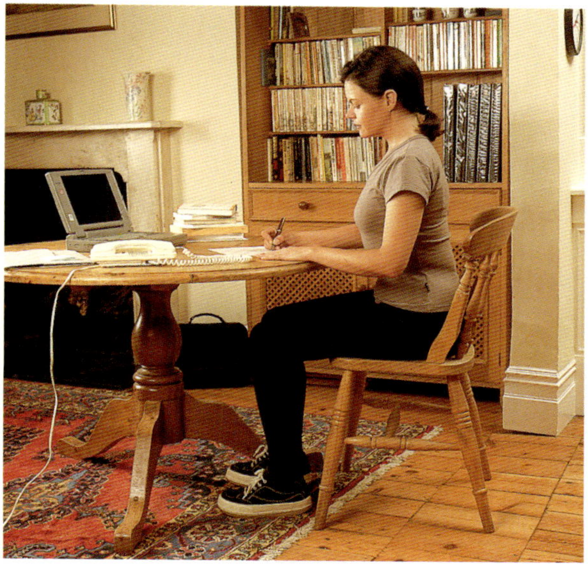

▶ Ihr Notizblock oder Papier sollte genau vor Ihnen liegen, damit Sie Ihren Körper nicht überdehnen müssen, um daran zu arbeiten. Neigen Sie sich aus den Hüftgelenken heraus nach vorn (der Kopf führt die Bewegung an), und denken Sie an die gerade Linie zwischen Kopf, Nacken und Rücken.

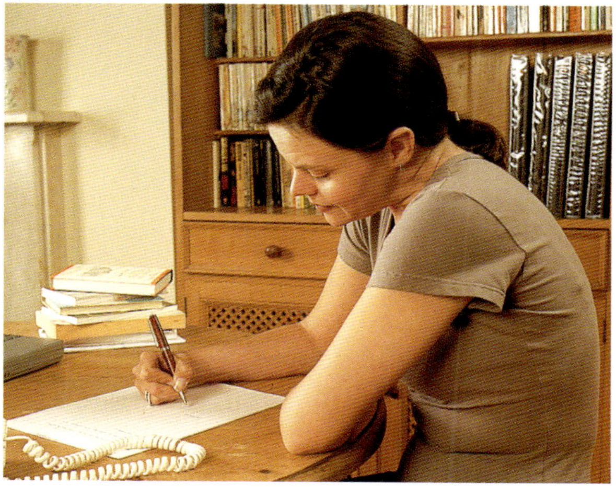

▲ Diese Frau hält ihren Füllfederhalter zu fest umklammert. So entsteht Spannung in ihrer Hand und ihrem Handgelenk.

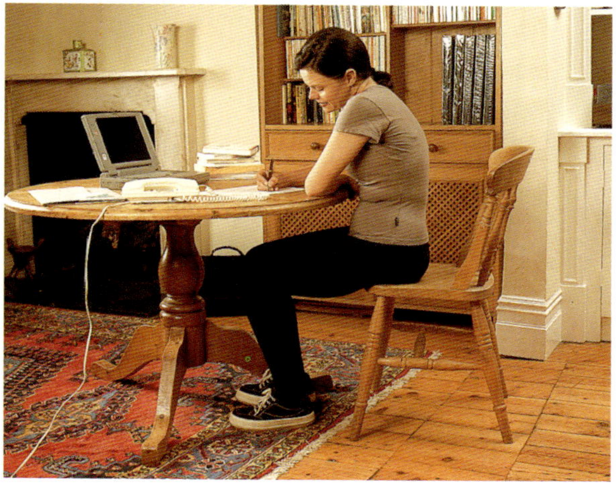

▲ Diese Frau verkrampft Handgelenk, Hand und Arm und schränkt dadurch ihren Bewegungsspielraum ein.

Arbeiten am Schreibtisch

Immer mehr Menschen klagen über Verspannungen in Schultern und Nacken, Probleme mit den Handgelenken und Rückenschmerzen aufgrund ihrer Arbeitsumgebung. Dafür lassen sich viele Gründe finden. Manche Problemfälle lassen sich auf schlecht konstruierte Büromöbel, ungeschickte oder ungünstige Sitzpositionen und Unbeweglichkeit zurückführen. In anderen Fällen ist die Haltung des Arbeitenden schlecht, obwohl Stühle und Arbeitsflächen in Ordnung sind.

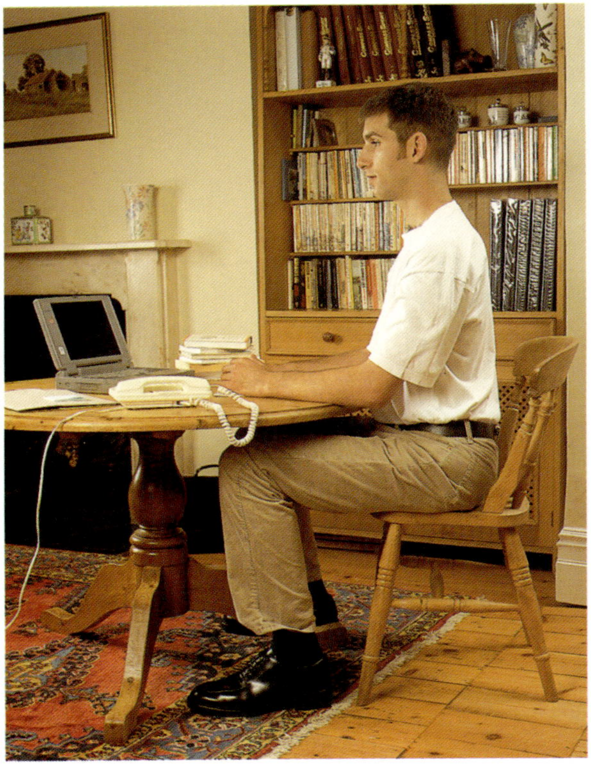

▲ Bei diesem Mann ist die Wirbelsäule gerade, und der Kopf ruht gut ausbalanciert auf dem Körper. Die Füße stehen auf dem Boden.

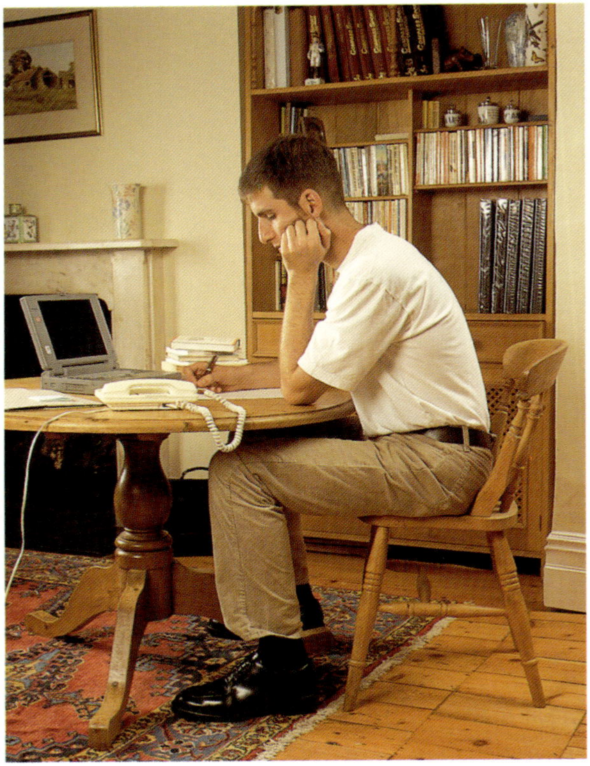

▲ Die gekrümmte Haltung dieses Mannes führt zu einer unnötigen Anspannung in der Wirbelsäule und schwächt die Rumpfmuskulatur.

Es ist wichtig, daß Sie an Ihre Primäranweisungen denken. Kopf, Nacken und Rücken sollten eine Linie bilden. Der Kopf längt den Körper von den Sitzbeinhöckern weg.

Ihr Büro- oder Arbeitsstuhl sollte leicht nach vorn geneigt und so eingestellt sein, daß Ihre Füße flach auf dem Boden stehen. Ihre Oberarme sollten sich voneinander weg weiten; die Unterarme liegen waagerecht auf dem Tisch. Denken Sie daran, daß auch bequeme Bürostühle, die Ihrem Körper eine gute Stütze bieten, niemals eine schlechte Haltung aufwiegen können.

Achten Sie auch darauf, Ihren Körper nicht zu überdehnen, wenn Sie einen Gegenstand von einer anderen Stelle Ihres Schreibtischs oder aus einer Schublade holen müssen.

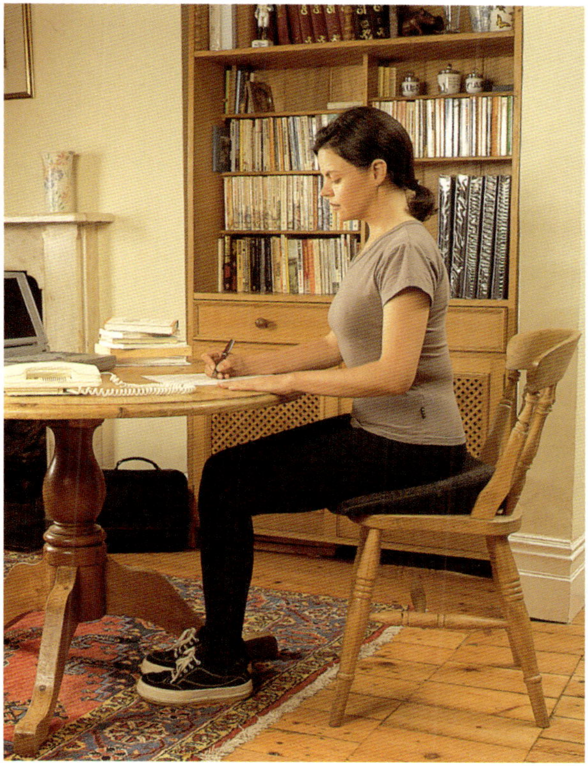

▲ Wenn Sie längere Zeit schreiben müssen, ist ein keilförmiges Sitzkissen eine gute Hilfe: Es bietet Ihrem Becken und Rückgrat eine gute Stütze.

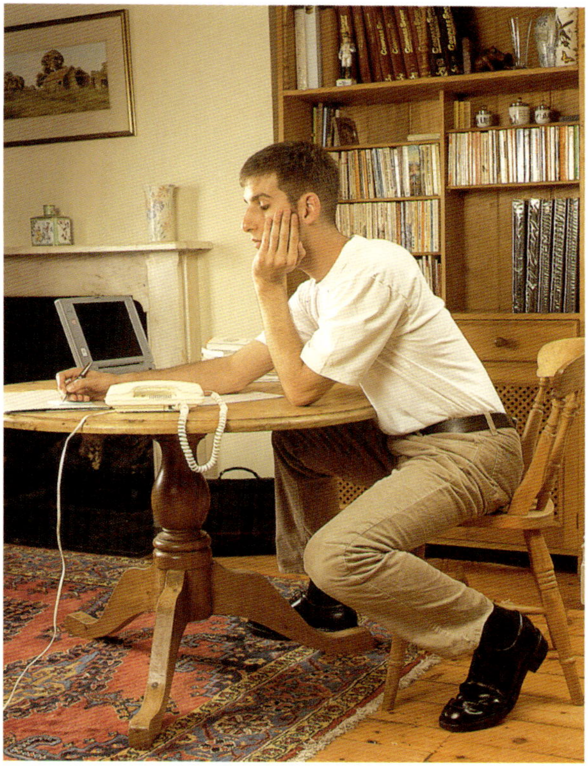

▲ Dieser Mann überdehnt seinen Körper beim Schreiben. Er stützt sich mit dem Ellbogen auf, seine Füße haben keinen vollen Kontakt zum Fußboden.

TELEFONIEREN

Beim Telefonieren vergißt man den richtigen Gebrauch seines Körpers sehr leicht und bewegt sich immer weiter zum Hörer hinunter, während man spricht. Der Reiz, den Hörer rasch abzunehmen, ist in unserer häufig stressigen Umgebung im Büro oder auch zu Hause sehr stark. Nehmen Sie sich Zeit, innezuhalten und an Ihre Anweisungen zu denken, ehe Sie zum Hörer greifen.

Vergleichen Sie einmal, wie die beiden Frauen unten den Telefonhörer halten:

BEOBACHTEN SIE SICH SELBST, WENN DAS TELEFON KLINGELT

Greifen Sie sofort danach? Oder versuchen Sie sich etwas Zeit zu nehmen, bevor Sie den Hörer abnehmen? Wenn das nächste Mal das Telefon klingelt, halten Sie inne und gehen in Gedanken Ihre Primäranweisungen durch.
Achten Sie darauf, den Hörer an Ihr Ohr zu führen, statt sich zu ihm herunterzuneigen, denn das beeinträchtigt den guten Gebrauch Ihres Körpers.

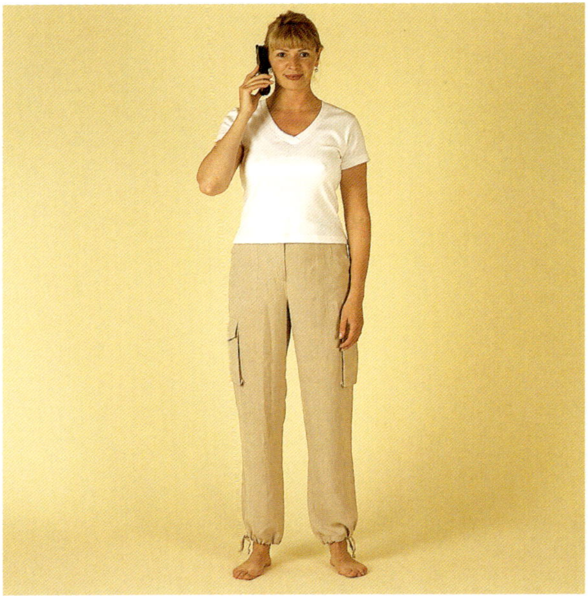

▲ Diese Frau steht in gerader Haltung da. Ihre Schultern weiten sich voneinander weg.

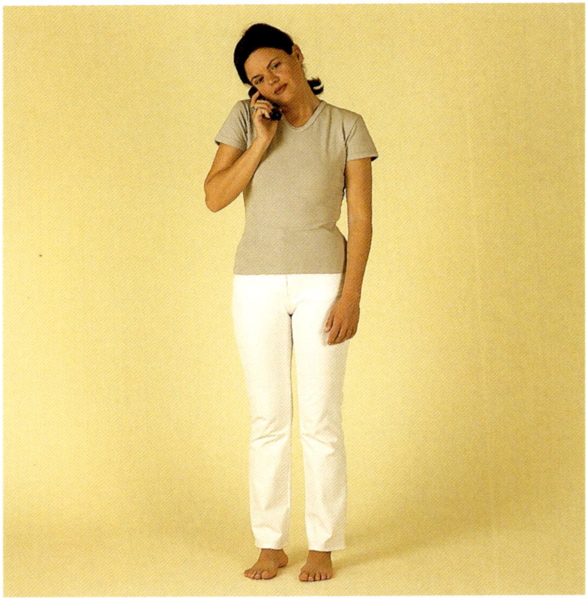

▲ Hier hält die Frau das schnurlose Telefon an ihr Ohr und stützt es mit der Schulter ab.

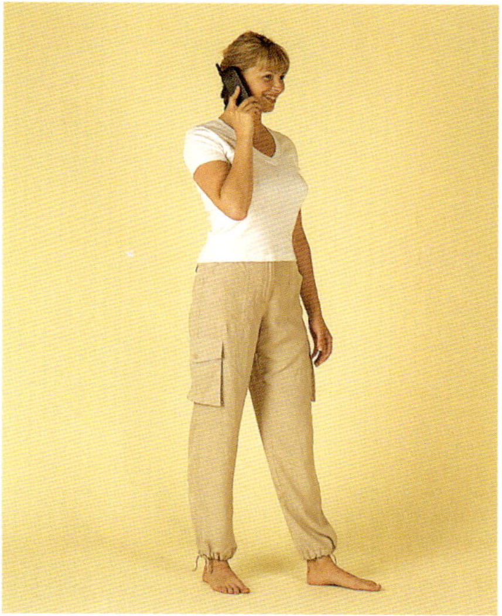

◀ Diese Frau erhält das Gleichgewicht in ihrem ganzen Körper während des Telefonierens aufrecht.

▶ Hier zieht die Frau ihren Kopf zum schnurlosen Telefon hinunter, während sie spricht.

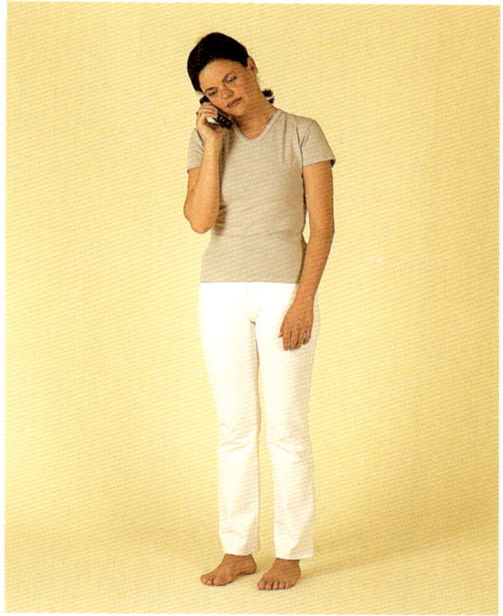

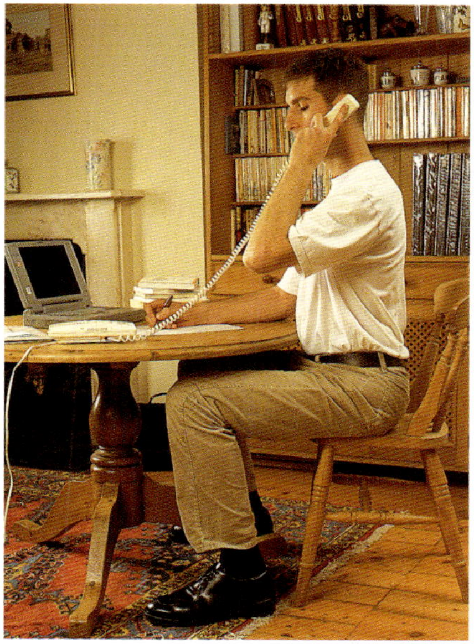

◀ Dieser Mann hält den Telefonhörer in der linken Hand und bewahrt sich seine gerade Linie.

▶ Hier steht das Telefon auf der linken Seite, wird aber in der rechten Hand gehalten. Dadurch verdreht der Mann seinen ganzen Körper nach rechts.

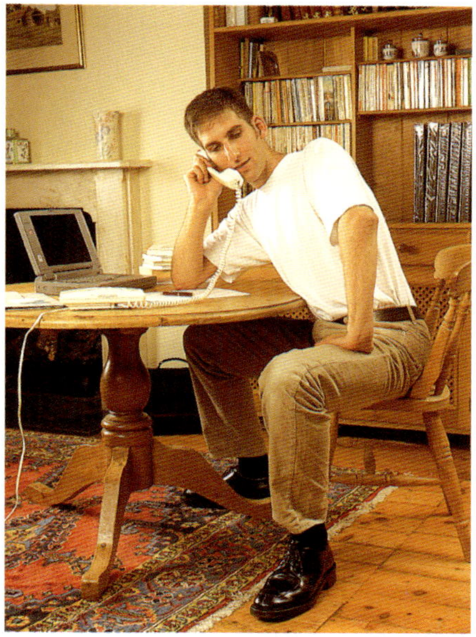

Arbeiten am Computer

Wenn Sie an einem Computerterminal oder Laptop arbeiten, sollten Sie unbedingt daran denken, in angemessener Haltung an Ihrem Schreibtisch zu sitzen (vergleiche auch den Abschnitt „Sitzen"). Ihre Füße sollten auf dem Boden stehen; die Knie befinden sich genau über den Füßen, und Ihr Gewicht ist gleichmäßig auf beide Sitzbeinhöcker verteilt, um das Kreuz nicht zu belasten. Machen Sie sich die gerade Linie zwischen Ihrem Kopf, Ihrem Nacken und Ihrem Rücken bewußt. Wenn Sie die Hände auf die Tastatur legen, müssen Sie Ihren Oberkörper vielleicht ein wenig nach vorn kippen.

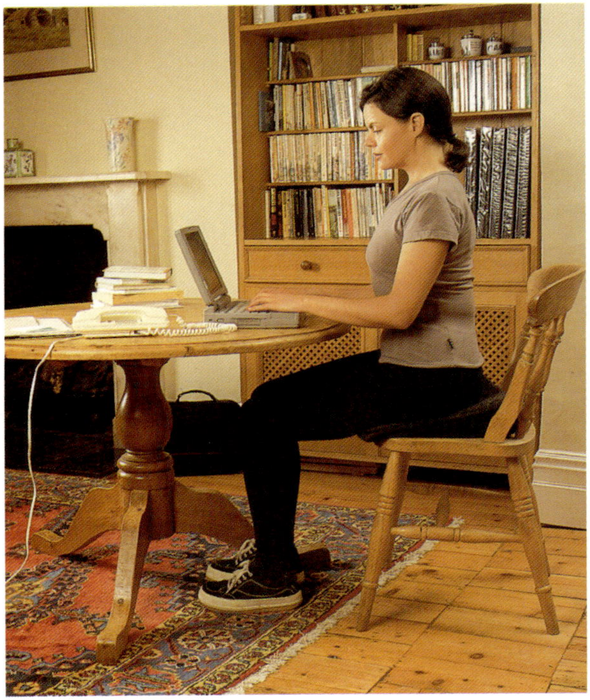

▲ Stühle, die leicht nach vorn geneigt sind, können Ihnen helfen, Ihre gute Körperhaltung aufrechtzuerhalten. Sie können sich auch ein keilförmiges Sitzkissen kaufen, das Ihrem Becken und Ihrer Wirbelsäule eine zusätzliche Stütze bietet.

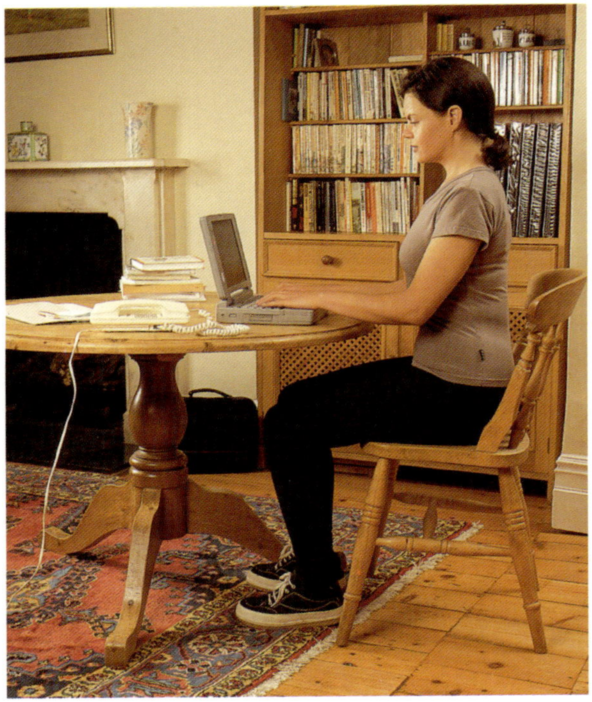

▲ Wenn Sie an einem Computer oder Laptop arbeiten, schauen Sie mit den Augen darauf hinunter. Lassen Sie Ihren Kopf nicht aus dem Nacken heraus nach vorn sinken, sonst geht die gerade Linie zwischen Kopf, Nacken und Rücken verloren.

Es ist wichtig, daß Sie ihre Arme nicht zu weit nach vorn strecken. Achten Sie darauf, daß Ihre Unterarme waagerecht auf dem Schreibtisch liegen, und halten Sie Unterarme und Handgelenke so, daß der Raum zwischen den Oberarmen sich nicht verengt. Die Tastatur sollte sich knapp unterhalb der Höhe Ihrer Ellbogen befinden. Ziehen Sie Ihre Schultern oder Arme nicht nach innen – das kann unnötige Muskelverspannungen erzeugen, und außerdem laufen Sie dann Gefahr, den Kontakt zu Ihrem Kreuz zu verlieren. Wie bei allen Aktivitäten verliert man den guten Gebrauch seines Körpers sehr leicht aus dem Bewußtsein; also denken Sie daran, immer wieder kurze Pausen einzulegen, um Ihre Muskeln zu entspannen und Ihre Blutzirkulation zu verbessern. Richten Sie Ihre Aufmerksamkeit regelmäßig auf sich selbst.

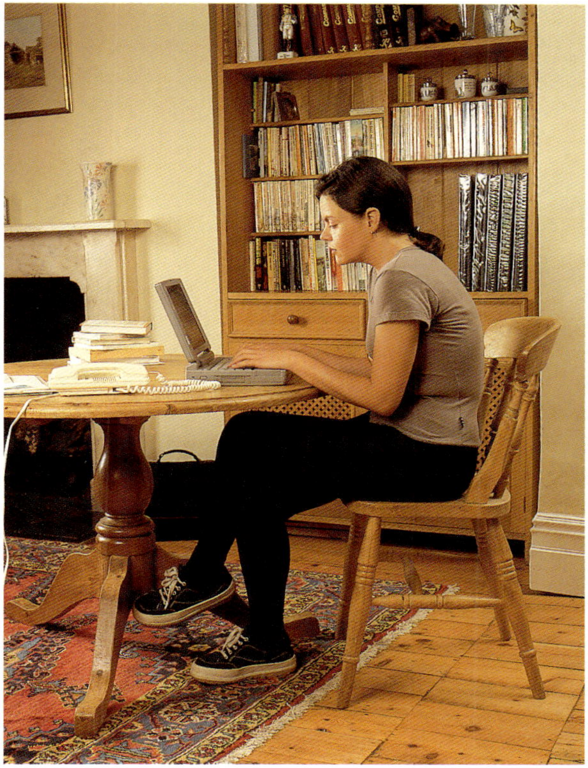

▲ Diese Frau sitzt in gekrümmter Haltung über dem Computer. Die gerade Linie zwischen Händen, Handgelenken und Unterarmen ist verlorengegangen.

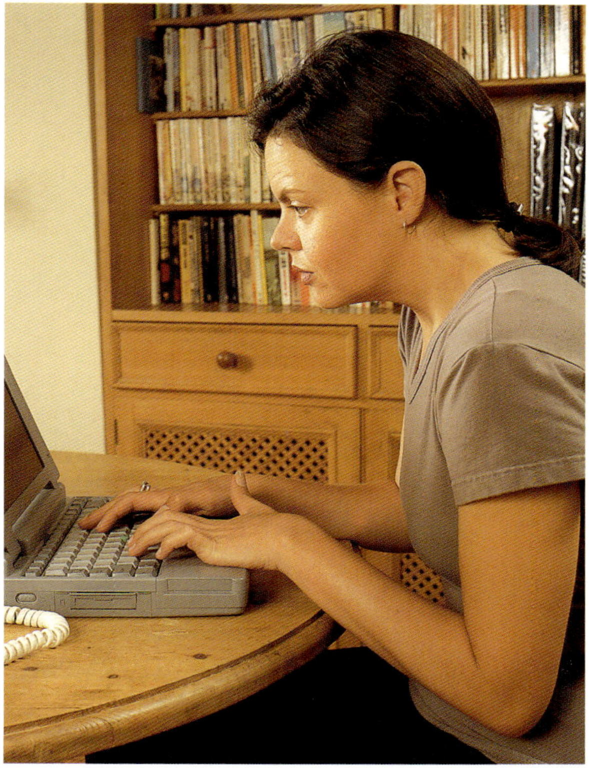

▲ Diese Frau zieht Handgelenk, Arme und Schultern zu nah an ihren Körper, was zu einer unnötigen Anspannung führt und außerdem unbequem ist.

Autofahren

Die meisten Probleme von Autofahrern sind auf eine starre Körperhaltung, lange Fahrten und eine schlechte Stütze beim Sitzen zurückzuführen.

Viele Menschen, die sehr häufig oder lange Auto fahren, fühlen sich durch die Position des Lenkrads und der Pedale eingeengt. Eine solch beengende Umgebung führt zwangsläufig zu Streß und einer Belastung von Rücken, Armen und Beinen.

Ehe Sie ein Auto kaufen, nehmen Sie sich genügend Zeit, um festzustellen, ob der Sitz nicht zu weich ist und ob er Ihnen genügend Halt gibt. Wenn Sie bereits ein Auto besitzen, das keine Lordosenstütze hat, können Sie ein keilförmiges Kissen benutzen, das Ihnen ausreichend Stütze in der Lendenwirbelsäule und im Becken bietet. Das wiederum verbessert die gerade Haltung Ihrer Wirbelsäule, Ihres Nackens und Ihres Kopfes. Achten Sie darauf, daß die Rückenlehne des Sitzes sich in einer aufrechten Position befindet und daß Sie Arme, Handgelenke und Hände nicht in einer starren Haltung verkrampfen.

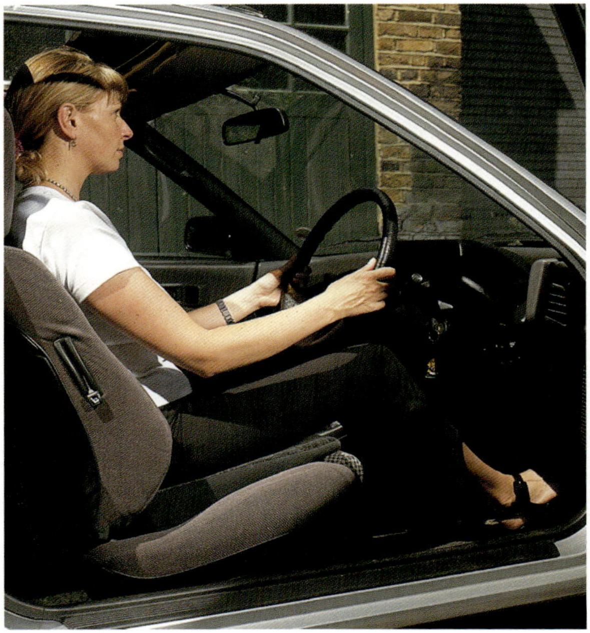

▲ Sie sollten die Pedale mit den Füßen leicht erreichen können. Ein keilförmiges Sitzkissen kann eine krumme Haltung verhindern.

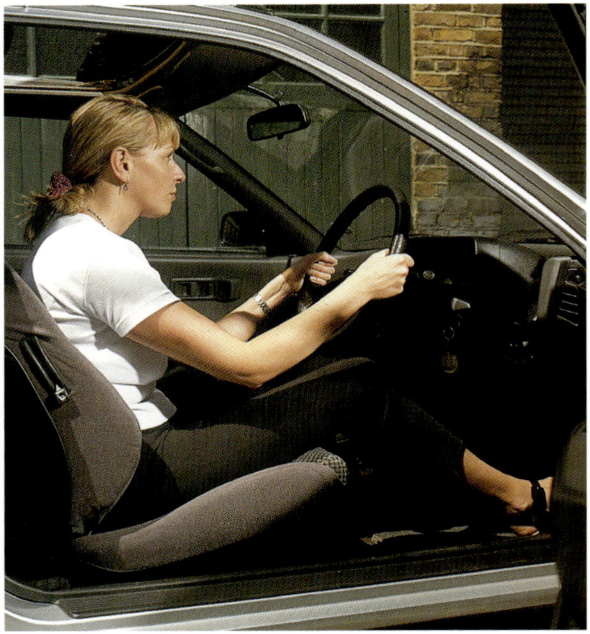

▲ Diese Frau sitzt in sich zusammengesunken da und zieht den Kopf nach vorn. Die Haltung ihrer Arme ist starr und angespannt.

Wenn Sie längere Strecken fahren müssen, denken Sie daran, zwischendurch regelmäßig Pausen einzulegen. Planen Sie bis zur Ankunft an Ihrem Bestimmungsort genügend Zeit ein, um Nervosität und unnötigen Streß für Ihr System zu verhindern.

Achten Sie darauf, den Rumpf nicht zu verdrehen, wenn Sie ins Auto steigen. Beim Aussteigen wenden Sie Ihren ganzen Körper zur Autotür hin und schwingen dann die Beine hinaus, so daß Ihre Füße auf dem Boden zu stehen kommen. Führen Sie die Bewegung des Aufstehens mit dem Kopf an.

Beim Einsteigen setzen Sie sich zunächst auf die Kante des Autositzes und drehen dann Ihren ganzen Rumpf ins Auto hinein, während Sie gleichzeitig die Beine hineinschwingen.

Ein- und Auspacken

Wenn Sie Ihren Kofferraum be- und entladen, achten Sie darauf, die schwersten Gegenstände oder Lasten so in den Kofferraum zu stellen, daß sie sich in Ihrer allernächsten Nähe befinden. Dann müssen Sie sich nicht so weit in den Kofferraum hineinrecken.

Denken Sie beim Ein- und Auspacken daran, in die Position „Affe im Sprungansatz" zu gehen und Ihre Last so nah wie möglich am Körper zu tragen.

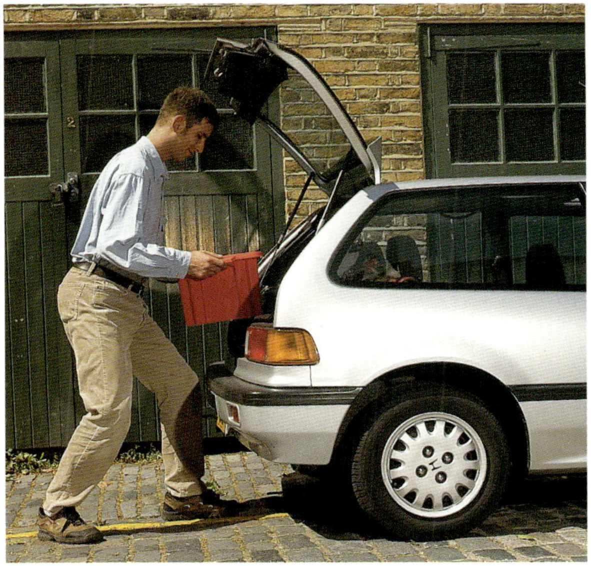

▲ Dieser Mann behält die gerade Linie zwischen Kopf, Nacken und Rücken bei. Er hat die Position „Affe im Sprungansatz" eingenommen, um sich mehr Flexibilität und Bewegungsspielraum zu ermöglichen.

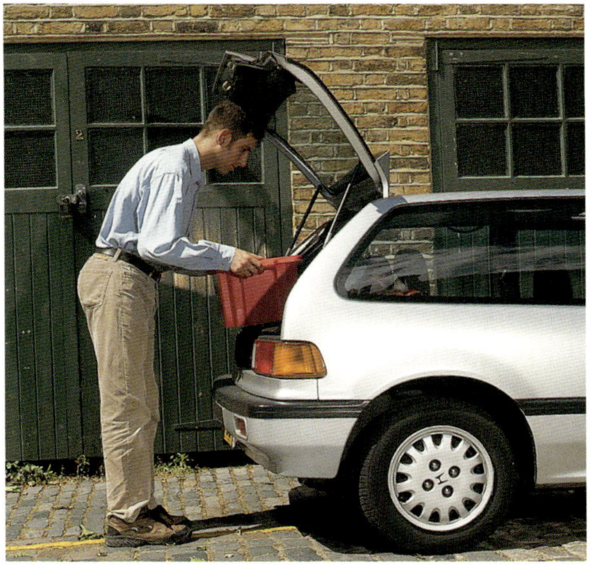

▲ Dieser Mann läßt seinen Oberkörper nach vorn sacken. Seine Schultern sind gekrümmt, die Beine sind gerade, die Knie durchgedrückt.

Essen und Trinken

Wenn Sie im Stehen trinken, denken Sie daran, wach und aufmerksam in die Umgebung zu blicken, statt Ihren Blick starr auf einen Punkt zu richten. Achten Sie darauf, daß Ihr Kopf Sie von den Fersen weg nach oben führt (vergleiche hierzu auch den Abschnitt „Stehen"). Der Schultergürtel gibt den Armen Beweglichkeit, und das Becken bietet einen festen Halt, der wiederum Mobilität in den Beinen ermöglicht.

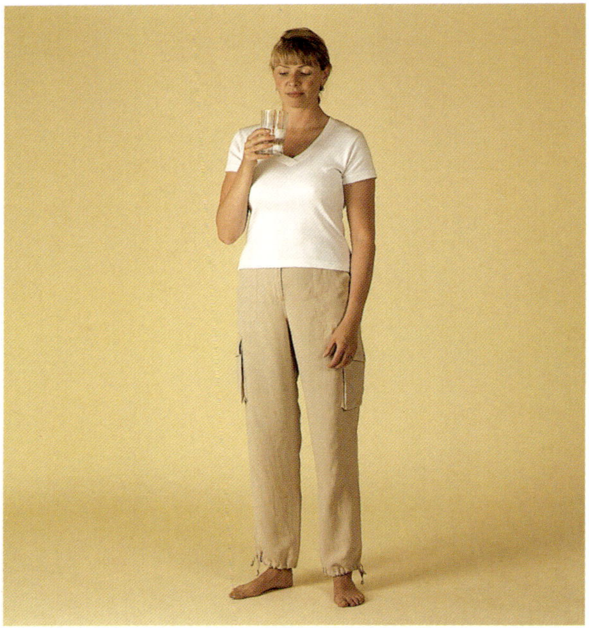

▲ Umklammern Sie Ihr Glas nicht krampfhaft mit den Fingern. Seien Sie sich des Kontakts zu Ihrem Arm bewußt, der wiederum mit Ihrem Rücken und schließlich mit Ihren Fersen in Verbindung steht. Wenn Sie die Tasse an die Lippen heben, verlagern Sie Ihr Gewicht auf die Fersen zurück, um ein Hohlkreuz zu vermeiden. Denken Sie daran, die Vorderseite Ihres Rumpfes zu längen, damit Sie sich beim Trinken nicht „kleiner machen". Führen Sie das Glas zu den Lippen hoch.

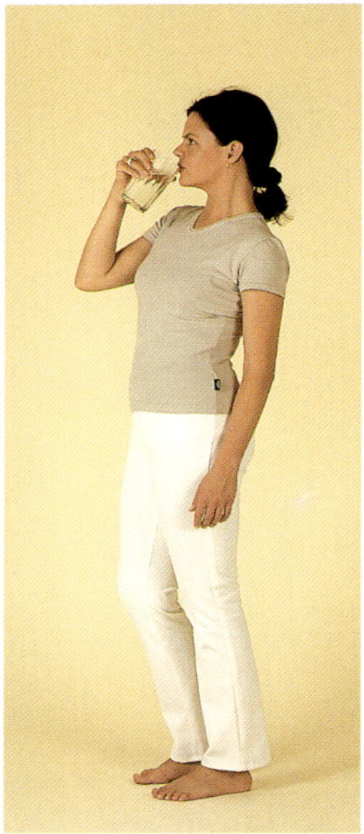

▲ Diese Frau befindet sich beim Trinken nicht im Gleichgewicht. Achten Sie auf ihr Hohlkreuz!

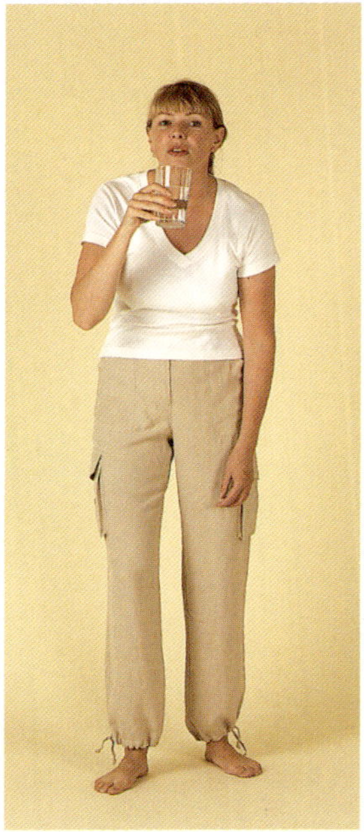

▲ Hier neigt die Frau den Kopf zu ihrem Getränk hinunter. Ihre Schultern sind gekrümmt.

Für das Essen gelten die gleichen Grundregeln wie für das richtige Trinken (siehe gegenüberliegende Seite). Ob Sie nun mit der Hand essen oder eine Gabel benutzen – es passiert sehr leicht, daß Sie dabei Ihre Körperhaltung völlig vergessen, zielgerichtet werden und sich nur noch auf das Essen konzentrieren!

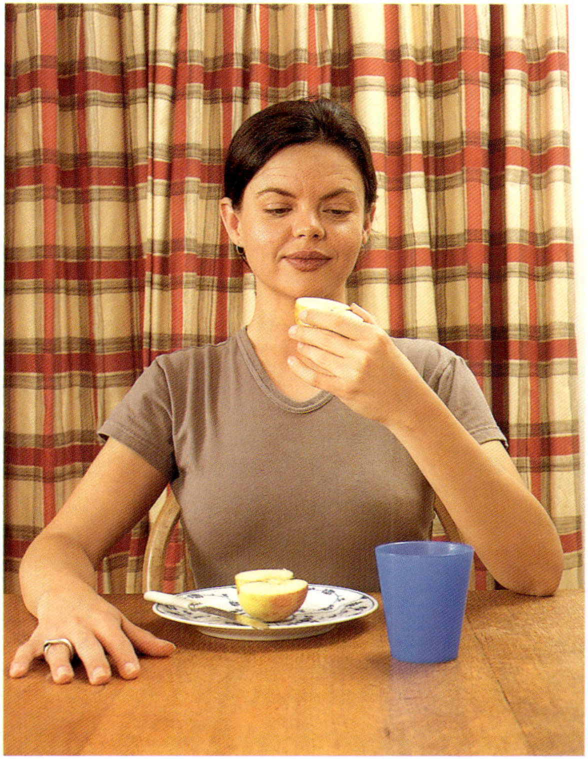

▲ Nehmen Sie sich Zeit, um darüber nachzudenken, wie Sie an Ihrem Tisch sitzen, bevor Sie das Essen zum Mund führen. Ihre Füße sollten auf dem Boden stehen. Seien Sie sich Ihrer beiden Sitzbeinhöcker bewußt, und lassen Sie Ihren Rücken länger und weiter werden.

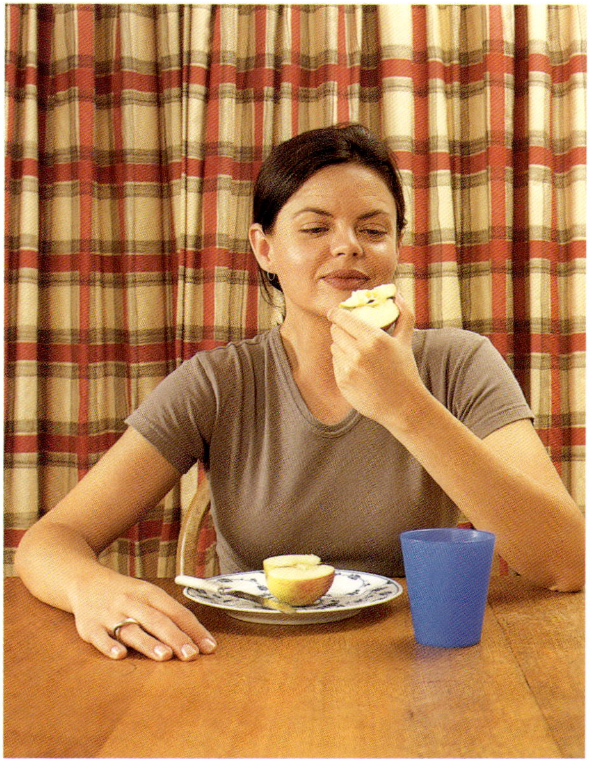

▲ Achten Sie darauf, wie krumm diese Frau beim Essen am Tisch sitzt. Sie neigt den Kopf nach unten, um zum Essen zu gelangen. Dieses starke Einziehen des Kopfes erzeugt unnötigen Druck auf die Wirbelsäule.

Register

Michèle Mac Donnell (Mitglied der Gesellschaft der Lehrer für Alexander-Technik) gibt Kurse in Alexander-Technik in London und ist unter der Nummer 0171/7925287 zu erreichen.

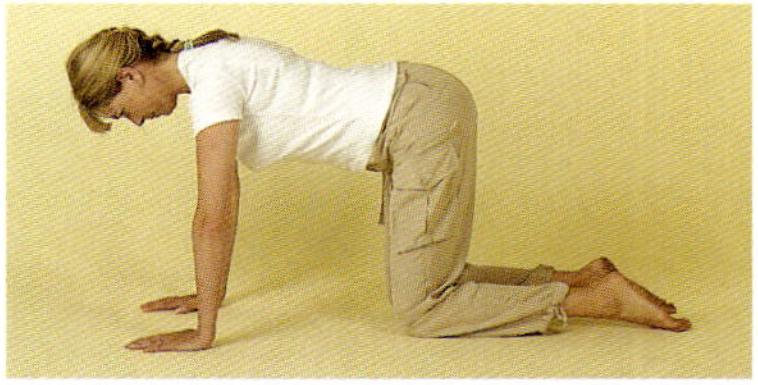

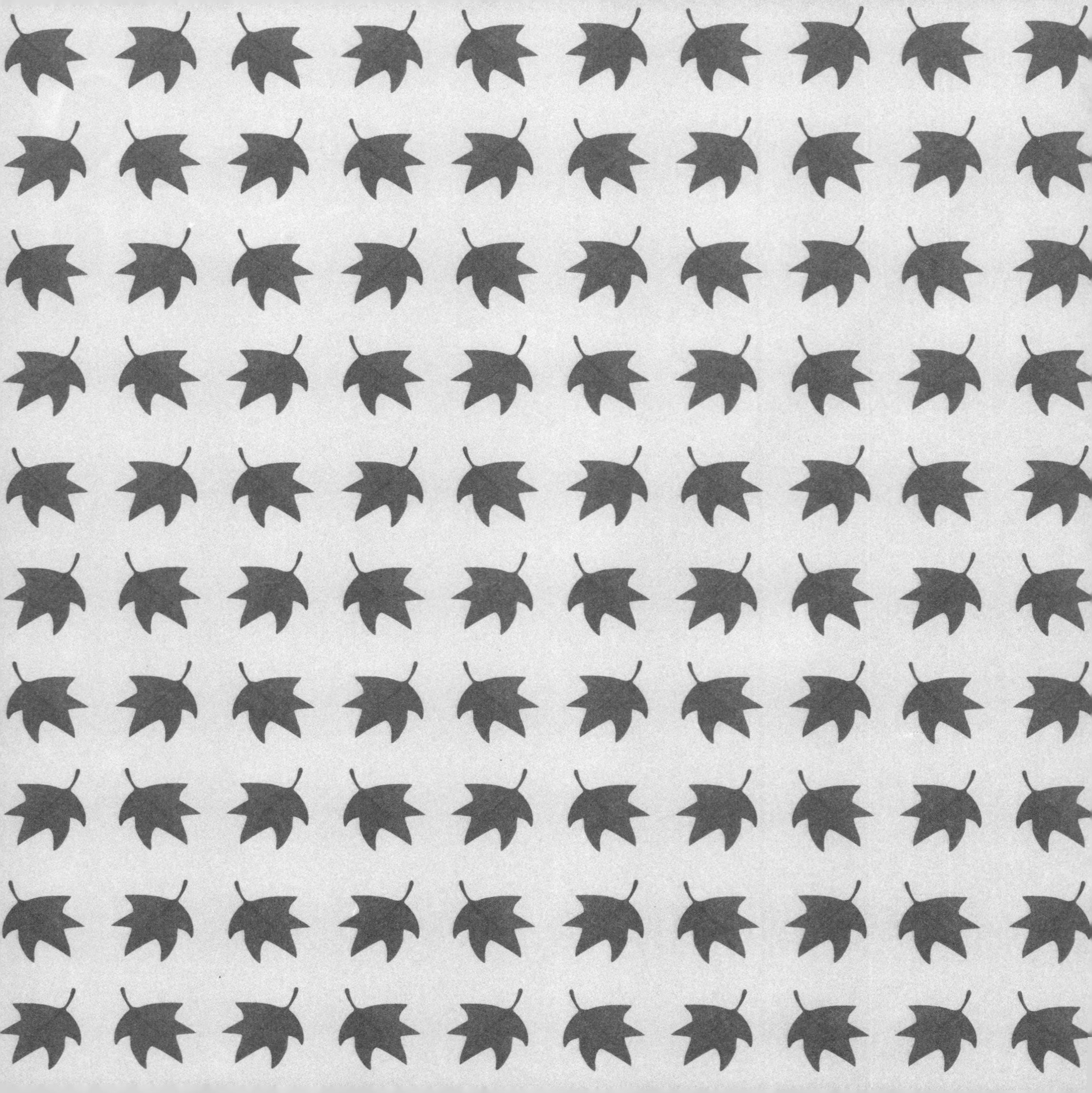